AF240559

UNIVERSITÉ DE GENÈVE

ÉTUDE

SUR

LES DIVERSES MÉDICATIONS

DE LA

TUBERCULOSE PULMONAIRE

et en particulier sur le traitement par les

INHALATIONS D'ACIDE FLUORHYDRIQUE

PAR

le Dr Valentin GILBERT

Médecin diplômé de la Confédération suisse.
Ancien assistant à l'Hospice des Vernaies.
Médecin assistant à la clinique médicale de l'Hôpital cantonal
de Genève.

Mémoire couronné par la Faculté de médecine de Genève.
Prix de la Société auxiliaire des Arts et des Sciences. — Concours 1888.

AVEC 32 PLANCHES

GENÈVE
IMPRIMERIE TAPONNIER ET STUDER, ROUTE DE CAROUGE

1889

[illegible]

[illegible]

[illegible]

〜〜〜〜〜〜〜〜〜〜〜〜〜〜〜〜

PRÉFACE

Amené par les circonstances à nous occuper spécialement d'une question qui est, aujourd'hui encore plus que jamais, à l'étude, nous en avons fait le sujet de ce travail.

Le *traitement de la tuberculose pulmonaire* intéresse, et à bon droit, tous les médecins, car chaque jour, dans la pratique civile comme dans la pratique hospitalière, on est aux prises avec cette affection qui exerce ses ravages dans toutes les classes de la société, et qui, par ses progrès incessants, semble se jouer des moyens employés pour en arrêter l'évolution.

Le fléau va de l'avant, rien ne l'arrête; et cependant, tous les jours, la thérapeutique s'enrichit d'un nouvel agent qui, vanté aujourd'hui comme spécifique, n'attend que demain pour disparaître et faire place à une autre méthode, sinon plus active et plus sûre, du moins plus nouvelle et plus attrayante.

Cette partie de la thérapeutique est tellement vaste qu'il ne pouvait nous venir à l'idée de tout étudier et de tout contrôler; nous voulons seulement nous reporter à quelques années en arrière et jeter un coup d'œil sur les divers traitements qui ont été employés jusqu'ici, et surtout sur ceux qui trouvent actuellement leur application dans le cours de la *phthisie pulmonaire*. Notre but n'est pas de les indiquer sommairement et de passer en revue les résultats auxquels il est permis d'arriver en employant tel ou tel remède. La tâche ne serait plus alors qu'une accumulation de matériaux d'œuvre purement bibliographique ; nous sommes effrayé, à juste titre, en considérant ce seul point de vue ; et il faudrait des volumes pour présenter, même en peu de mots, ce que chaque auteur a écrit sur ce sujet.

Après avoir passé un temps assez long dans un des services de médecine de l'Hôpital cantonal de Genève, service qui est peuplé de malades pour la plupart tuberculeux, nous avons pris à cœur de les étudier de près et de comparer les résultats que nous a donnés tel ou tel traitement. Ce sont les observations prises presque journellement au lit du malade que nous avons l'intention de grouper ici, tout en faisant ressortir avec la plus stricte impartialité ce que chaque méthode nous a présenté de bon et de mauvais.

Nombre de médecins, à l'apparition de quelque nouvelle substance n'entrant pas dans leurs vues, se hâtent de critiquer, de juger et d'exclure sans avoir eu le courage de faire un seul essai. Or, ne voulant pas être accusé de la sorte, nous avons cherché à recueillir le plus grand nombre de faits en notant minutieusement tout ce que nous observions.

Ce travail se composera de deux parties ; dans la première, nous donnerons un aperçu des différents travaux qui ont paru depuis quelques années sur la question que nous nous sommes proposé d'étudier ; dans la seconde, nous indiquerons les observations que nous avons recueillies nous-même et les conclusions qu'elles nous ont permis de formuler. Nous signalerons, pour terminer, les différents travaux propres à fournir des renseignements à ceux qui s'intéressent à cette question, et dont le compte-rendu nous aurait fait sortir des limites restreintes de cette étude.

Nous laisserons de côté tout ce qui concerne la pathogénie, l'étiologie et la pathologie de la tuberculose, chapitres suffisamment décrits dans les ouvrages classiques dont nous ne pourrions donner qu'une imparfaite reproduction.

Genève, le 28 Octobre 1888.

[illegible]

[illegible]
[illegible]
[illegible]
[illegible]
[illegible]
[illegible]
[illegible]
[illegible]
[illegible]

PREMIÈRE PARTIE

ÉTUDE SUR LES DIVERSES MÉDICATIONS

DE

LA TUBERCULOSE PULMONAIRE

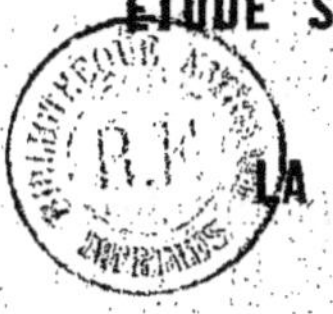

INTRODUCTION

Lorsque, vers la fin de l'année 1882, Koch lançait à la face du monde scientifique sa découverte du bacille tuberculeux et annonçait la nature parasitaire de la maladie, déjà prévue et affirmée par Willemin quelques années auparavant, il imprimait une direction nouvelle à la thérapeutique de la phthisie pulmonaire. Le bacille, voilà l'ennemi ; et c'est sur lui, seule cause de l'affection, que devaient désormais se concentrer tous les efforts, contre lui que les médecins devaient lutter avec l'acharnement du vaincu. Que de remèdes ont passé, que de victimes à signaler ! Cependant le bacille vit toujours et le combat ne cesse pas. On accumule les traitements, on fait des classifications des diverses méthodes, et la maladie n'en suit pas moins son cours, détruisant plus ou moins rapidement tout ce qu'elle a touché. Et, jusqu'à présent, on peut encore dire avec Ernest Besnier que « les médications antiparasitaires ou anti-microbiennes n'existent qu'autant qu'elles détruisent les éléments vivants dans lesquels se développent les germes morbides. » Il ne faut cependant pas perdre courage ; il faut toujours travailler ce champ déjà si vastement parcouru et dont les limites s'étendent encore au-delà de ce que nous pouvons envisager : « Si la solution du problème présente de sérieuses difficultés, il n'est pas insoluble. » (Dujardin-Beau-metz.).

Parmi les conférences faites par Dujardin-Beau-metz à l'Hôpital Cochin[1], dans le courant de l'année 1884-85, nous en trouvons une qui se rapporte pres-que exclusivement à notre sujet, et qui a pour titre : *Les médications pulmonaires autiseptiques.* Dans ce chapitre qui donne un résumé rapide des travaux faits depuis la découverte du bacille de Koch, nous rencontrons une première partie consacrée aux expé-riences sur les animaux ; dans la seconde, qui est comme la conclusion de la première, l'auteur passe en revue les différents agents médicamenteux de nature antiparasitaire ; sa classification, que nous adoptons comme la plus rationnelle, est basée plus sur le mode d'administration que sur la manière d'agir du médicament.

---

1. Dujardin-Beaumetz. *Les nouvelles médications.* Edit. 1886.

— 11 —

Nous modifions cette division de la façon suivante :

1º *Inhalations médicamenteuses.*

2º *Pulvérisations.*

3º *Lavements gazeux (méthode Bergeon).*

4º *Injections.* { *Injections sous-cutanées.* / *Injections intraparenchymateuses.* }

5º *Médication interne antiseptique.*

6º *Modificateurs du terrain.* { *médicaments d'épargne.* / *suralimentation.* / *air.* }

7º *Méthodes externes non médicamenteuses.*

8º *Médication symptomatique.*

Notre intention première était de donner seulement une vue d'ensemble sur les résultats obtenus par les différents expérimentateurs ; mais il nous a paru préférable, quoique la somme de travail fût plus considérable, de mentionner les uns après les autres les travaux que nous avons pu avoir entre les mains, et de faire ressortir les conclusions de chaque auteur en particulier.

Déjà en 1881, H. Martin[1] mettait en évidence la nature infectieuse de la maladie, lorsqu'il disait que le tubercule engendre seul le tubercule ; développant son idée, il ajoutait : « L'inoculation de corps étrangers ou septiques chez des animaux détermine la formation de pseudo-tubercules non réinoculables à d'autres animaux, ce qui n'arrive pas pour le vrai tubercule ; aussi, dans les expériences, sera-t-il nécessaire de faire plusieurs inoculations successi-

____

1. H. MARTIN. « Sur la transformation du tubercule vrai ou infectieux en corps étranger inerte sous l'influence de hautes températures et de réactifs divers. » (*Archiv. de Physiologie*, 1881 ; *Rev. de médec.* nov. 82 et oct. 83).

ves, » De même que Arloing, Cornevin et Thomas avaient expérimenté sur les bactéries charbonneuses, H. Martin essaya l'effet des mêmes agents contre le bacille tuberculeux[1]. Son procédé est le suivant : il écrase et presse des portions de viscères criblés de tubercules et le suc qui en sort est mis dans du liquide amniotique frais de brebis que l'on additionne d'une certaine quantité du médicament à expérimenter. Il injecte ces mélanges dans le péritoine de cobayes, et, à la mort des animaux, il continue les inoculations pour reconnaître la valeur réelle des granulations qu'il a trouvées à l'autopsie.

Cette méthode, qui laisse voir clairement l'ignorance du bacille ou plutôt l'impossibilité de le rechercher d'une façon certaine, est bien celle qui, au fond, est la seule vraie pour reconnaître l'action et l'effet d'un médicament. Même actuellement, avec la perfection et la facilité de recherche du bacille tuberculeux, on est encore dans le droit de mettre en doute la valeur, non du procédé, mais des résultats auxquels il permet d'arriver.

On s'étonne de voir de nos jours, dans des travaux d'une certaine autorité, des appréciations sur la quantité des bacilles trouvés dans des crachats de tuberculeux. Chacun a pu s'en rendre compte lui-même sans être un bactériologiste distingué. Avec un peu d'habitude du microscope et la connaissance des procédés de coloration, on est à même de juger. Les

---

1. H. MARTIN. *Société de Biologie* (10 juin 1882).

parcelles d'un crachat de tuberculeux ne varient-elles pas de l'une à l'autre? Combien à plus forte raison varieront des crachats de jours différents. Il arrive tous les jours qu'on passe des heures sur un microscope et qu'on est satisfait des résultats obtenus ; le lendemain, prenez une autre série de crachats, vous voyez toutes vos recherches rester infructueuses. Déclarerez-vous pour cela que votre malade est guéri ? On est fier maintenant quand on a pu faire rentrer dans les conclusions d'un traitement la disparition du bacille ; disparition malheureusement le plus souvent momentanée ; arrêt d'évolution peut-être, par l'augmentation de résistance du malade.

Mais, si l'on veut réellement s'assurer de l'impuissance du bacille, la méthode d'inoculation est la seule qui soit digne d'attention ; elle peut donner des résultats positifs auxquels n'arrivera jamais la recherche microscopique. C'est pourquoi les expériences de Martin ne manquent pas d'une certaine importance, et les résultats qu'il a obtenus méritent l'attention des médecins bien qu'ils aient été publiés avant la découverte de Koch. Les effets des médicaments sont encore les mêmes qu'à cette époque, et on ne cesse cependant de les employer et d'en attendre une action curative.

Voilà maintenant les titres des solutions que l'auteur a expérimentées. Il résulte de ses recherches que des solutions d'acide salicylique au $5/100$, et de brôme de $1/10000$ à $1/1000$ sont impuissantes à détruire le tubercule. La solution de brôme à $1/500$ a une action plus marquée, mais elle est déjà caustique. L'acide phénique en solution à $1/1000$ est inefficace ; de 3 à

⁶/₁₀₀, l'action reste douteuse, mais la causticité est manifeste. La créosote, la quinine, le sublimé en solution à ¹/₁₀₀₀ sont inefficaces.

Ce qui ressort de ces expériences, c'est la résistance extraordinaire de l'élément tuberculeux ; pour le détruire, il faut détruire les tissus vivants ; et, dans les expériences, comme dans l'administration des médicaments, il faut bien distinguer l'action antiseptique de l'action caustique ; car si on détruit par un agent physique ou chimique les éléments d'un tissu, on abolit par cela même ses propriétés virulentes. (Dujardin-Beaumetz.)

Martin avait déjà remarqué les effets favorables de l'acide fluorhydrique qu'il considérait comme meurtrier pour le parasite tuberculeux à ¹/₃₀₀₀. Mais, ajoute-t-il, n'oublions pas le degré de causticité de cet acide qui agirait beaucoup plus comme destructeur des tissus que comme véritable aseptique.

Nous reviendrons en détail sur cet agent, en donnant un certain nombre d'observations de malades soumis à ce traitement.

Après les expériences de Martin, viennent celles de Vallin[1], qui considère le *soufre* à la dose de 30 grammes par mètre cube comme destructeur des propriétés virulentes tuberculeuses. Pour lui, le *sublimé* en solution au ¹/₁₀₀₀, agirait de même ; au ¹/₂₀₀₀, il n'agit plus ; nous avons vu que Martin a obtenu un résultat contraire. Le *nitrosyle*, à la dose de 0,66 par mètre cube, devient neutralisant du suc tuberculeux.

---

1. VALLIN. Note sur les neutralisants du suc tuberculeux (*Revue d'hygiène*, 1883, n° 2).

Pour Niepce d'Allevard [1], qui a fait des recherches sur les eaux sulfureuses, l'acide sulfhydrique détruit les bacilles dans les crachats dont l'inoculation reste sans effet. Pilate [2] reprend les expériences de Niepce avec les Drs Cavalier et Mairet et arrive aux mêmes conclusions. Il considère l'acide sulfhydrique comme plus efficace que l'iodure mercurique, le sublimé, l'hélénine, le thymol, l'iode, l'acide phénique, l'acide borique, etc.

Voici maintenant les conclusions d'une série d'expériences faites sur les animaux par Coze et Simon [3]. Parmi les substances employées, notons : le sublimé, l'eucalyptol, l'hydrogène sulfuré, la créosote, l'hélénine, le thymol, etc.

Dans la première série : injection de crachats mélangés à des substances médicamenteuses : la créosote seule paraît avoir entravé le développement local de la tuberculose.

Dans la seconde série : injection de matière tuberculeuse, puis pendant plusieurs jours, injection de substances antiseptiques au même niveau : résultats négatifs.

Dans la troisième série : animaux en évolution tuberculeuse ; essais pour l'arrêter : résultats négatifs.

« Que faut-il conclure de toutes ces recherches expérimentales [4] ? Faut-il admettre que chez l'homme le

---

1. Niepce d'Allevard. Etude clinique sur les eaux sulfureuses d'Allevard.

2. Pilate. Recherches expérimentales sur le bacille de la tuberculose (*Th. de Montpellier*, 1885).

3. Coze et Simon. Recherches de pathologie et de thérapeutique sur la tuberculose (*Bull. de thérap.*, 1884, T. CVI, p. 241).

4. Dujardin-Beaumetz. Loc. cit.

bacille de la tuberculose résiste à tous nos moyens thérapeutiques ? Nullement ; ces expériences nous montrent que chez les cobayes et les lapins, nos agents médicamenteux se montrent impuissants à détruire le bacille, mais il n'en est plus de même lorsqu'on opère sur des espèces qui résistent mieux, comme le chien, par exemple, et ici nous voyons les inoculations bacillaires échouer bien souvent.

Il en est de même chez l'homme, et avant comme après la découverte de Koch, nous possédons des observations non douteuses de phthisie bacillaire parfaitement guérie. Aussi, tout en reconnaissant les utiles indications fournies par les recherches expérimentales, il faut, pour en apprécier la juste valeur, se rapporter toujours à l'observation clinique.

Deux indications ressortent de la découverte du bacille : 1° Tâcher de nous opposer, par des agents médicamenteux, à la multiplication des bacilles. 2° Tâcher de modifier par des moyens hygiéniques le terrain de culture de ces mêmes bacilles. »

Nous allons maintenant passer en revue les différents travaux d'observation clinique et avant de commencer l'étude des inhalations médicamenteuses, nous dirons quelques mots sur la VACCINATION TUBERCULEUSE et sur la BACTÉRIOTHÉRAPIE.

Vaccination tuberculeuse. — Les expériences du professeur Gosselin à ce sujet, consistent dans : 1° L'inoculation d'un virus atténué, soit que le virus ait passé à travers l'organisme d'animaux contractant difficilement la tuberculose ; soit que le virus provienne d'une tuberculose légère ; soit qu'il vienne du sang d'animaux tuberculeux. Dans tous ces cas les résultats ont été négatifs. 2° La stérilisation de l'organisme pour la production des bacilles.

Il a expérimenté les sels de mercure qui n'ont donné aucun résultat favorable, et l'iodoforme. Cette substance administrée en même temps que l'on fait l'inoculation tuberculeuse, arrête l'évolution des bacilles, mais ceux-ci reprennent leur vitalité après la cessation du traitement.

Donné comme prophylactique quelque temps avant l'inoculation et cessé en même temps qu'on fait l'inoculation, l'iodoforme n'empêche pas l'évolution tuberculeuse. L'iodoforme arrêterait donc l'évolution des bacilles, mais ne les détruirait pas.

Cet état latent prolongé, décrit par Verneuil sous le nom de *microbisme latent*, pourrait peut-être nuire à la vitalité des bacilles, et encore pour avoir chance d'obtenir quelque résultat, ne faut-il pas des lésions bien avancées.

Après Gosselin viennent Raymond et Arthaud, qui n'ont eu que des résultats négatifs pour la vaccination.

Ces deux auteurs ont plutôt recherché les substances qui pourraient conférer l'immunité et parmi celles qu'ils ont expérimentées, le *tannin* est celle qui leur a le mieux réussi. Ils se sont basés sur ce fait qu'un lapin fortement tannisé ne se putréfiait pas après la mort. En administrant du tannin à la dose de 1 à 5 grammes par jour à une série de lapins, ils les ont tous rendus réfractaires à la tuberculose, tandis qu'ils voyaient succomber les uns après les autres tous les lapins témoins.

Ne s'en tenant pas aux expériences sur les animaux, ils ont fait des recherches sur les malades et paraissent en avoir obtenu d'assez bons résultats, résultats en tout cas supérieurs à ceux de l'iodoforme ou du sulfure de carbone. C'est surtout dans les formes ou les poussées aiguës, quand les lésions ne sont pas trop considérables, que l'on peut attendre quelque effet du tannin. Les résultats qu'ils ont notés sont un amoindrissement des symptômes locaux et généraux, la diminution de la toux et de l'expectoration, la cessation des sueurs, le retour des forces, l'augmentation du poids du corps.

Nous avons tenu à nous rendre compte nous-même de la valeur de ce traitement, aussi y avons-nous soumis dix malades se trouvant dans les conditions indiquées par les auteurs, c'est-à-dire présentant une tuberculose à forme aiguë. Sur les dix malades observés, six sont morts en peu de temps, malgré le traitement, et avec des lésions relativement peu avancées ; deux seulement sont partis avec toutes les apparences de la guérison. Voici l'observation de ces deux malades :

OBSERVATION 1.

M. D., âgé de 42 ans, agriculteur, est célibataire ; sa mère est morte poitrinaire. Il a cependant toujours joui d'une bonne santé.

Depuis le 28 juillet 1887 le malade ne se sent pas bien ; il travaille pourtant comme à l'ordinaire jusqu'au 30 juillet. Ce jour là il éprouve en se levant une grande faiblesse et se remet au lit. Le ventre lui fait mal ; anorexie, vomissements bilieux ; légère constipation, puis diarrhée.

Ces symptômes résistent à tout traitement. Le 24 août, le malade entre à l'Hôpital cantonal ; il dit avoir maigri de 20 kilog. depuis un mois ; il présente alors les symptômes suivants : douleurs dans le ventre augmentées par la pression ; anorexie ; quelques vomissements ; à la palpation de l'abdomen on constate de l'empâtement de la région ombilicale ; pas de liquide dans le péritoine.

En outre, le malade tousse et crache depuis quelque temps ; il transpire beaucoup la nuit et a une température qui oscille entre 38° et 39,5. Dans l'expectoration, peu abondante, on constate la présence du bacille de Koch.

A l'examen de la poitrine on note de la matité aux deux sommets en arrière, et de la submatité en avant ; de la matité à la base gauche.

Auscultation. — En arrière. — *A droite.* Souffle bronchique dans les fosses sus et sous-épineuses. Quelques craquements dans la fosse sus-épineuse ; râles humides disséminés dans tout le poumon.

A gauche. Même chose qu'à droite, et, en plus, les signes d'un léger épanchement à la base.

En avant. *A droite* et *à gauche.* Respiration soufflante sous la clavicule.

Après un traitement prolongé au tannin, à la dose de 1 à 2 grammes par jour, l'état général se relève et le 20 septembre la fièvre a cessé, les signes physiques ont disparu. Le malade reprend de l'appétit et des forces ; le ventre est devenu souple et n'est plus douloureux ; la toux et l'expectoration sont nulles ; les crachats ne contiennent plus de bacilles. Le malade sort de l'hôpital le 9 octobre avec toutes les apparences de la guérison.

OBSERVATION 2

J. K., âgé de 25 ans, berger, a de nombreux antécédents tuberculeux. Il s'enrhume fréquemment pendant l'hiver. Les premiers symptômes de tuberculose se déclarent chez lui à la fin de l'année 1886. Il entre à l'hôpital le 13 juillet 1887 ; il en sort amélioré le 31 juillet, et y rentre le 6 août avec des symptômes de tuberculose aiguë.

Percussion. — Matité au sommet gauche en avant et en arrière.

Auscultation. — En arrière. *A gauche.* Souffle bronchique dans les fosses sus et sous-épineuses ; nombreux craquements et râles humides au même niveau.

A droite. Expiration prolongée ; quelques râles humides au sommet.

En avant. — *A gauche.* Souffle bronchique dans la fosse sous-claviculaire entouré de nombreux râles humides.

A droite. Expiration prolongée.

La toux est fréquente ; l'expectoration, abondante, contient de nombreux bacilles. Sueurs nocturnes, oppression ; grande faiblesse ;

adynamie ; état typhoïde ; forte fièvre. Cet état dure six semaines pendant lesquelles le malade prend 1 à 2 grammes de tannin par jour. Bientôt il s'améliore ; les phénomènes aigus disparaissent peu à peu et les signes physiques s'amendent notablement.

L'appétit et les forces reviennent ; la fièvre et les sueurs cessent, la toux disparaît, et les bacilles sont impossibles à retrouver dans les crachats.

A l'auscultation on n'entend plus que quelques craquements secs en avant à gauche. C'est ainsi que le malade sort de l'hôpital, le 25 octobre 1887, avec toutes les apparences de la guérison.

Ces deux cas de guérison par le tannin ne nous paraissent pas suffisants pour affirmer qu'on est en droit d'attendre un effet curatif de ce médicament, mais on est tellement désarmé dans le traitement de la tuberculose aiguë qu'on est heureux de pouvoir enregistrer quelques succès.

Vu l'absence de bacilles dans les crachats des deux autres malades, nous ne pouvons pas affirmer à leur égard le diagnostic de tuberculose quoiqu'il s'imposât presque après un examen sérieux des symptômes subjectifs et objectifs. Voici cependant leur histoire :

OBSERVATION 3.

Jeune homme de 21 ans, garçon boulanger. Pas d'antécédents tuberculeux. Assez bonne santé antérieure. Bonne constitution.

Le mercredi 27 juillet 1887, le malade ne se sent pas bien ; il accuse des maux de tête et une grande faiblesse ; le lendemain il commence à tousser et à cracher. Pas de crachats rouillés, pas de frissons, pas de points de côté. Le patient continue son travail jusqu'au 30 juillet, jour de son entrée à l'hôpital. Il présente alors les symptômes suivants : anorexie, diarrhée, toux fréquente, expectoration muco-purulente ; respiration courte, fréquente ; sueurs nocturnes abondantes ; forte fièvre.

Percussion. — Matité dans les fosses sus et sous-épineuses du côté gauche ; submatité à droite.

Auscultation. — En arrière. *A gauche.* Souffle bronchique dans la fosse sous-épineuse. Nombreux craquements et râles humides dans la moitié supérieure du poumon.

A droite. — Expiration prolongée au sommet.

En avant. — *A gauche.* Craquements dans les fosses sus et sous-claviculaires.

A droite. Expiration prolongée.

Le 9 août, envahissement du côté droit; matité de la moitié supérieure du poumon; souffle bronchique au sommet et nombreux râles humides.

Légers signes d'épanchement à la base droite.

Jusqu'au 20 août, la température oscille entre 39° et 40°,5. — Etat général mauvais; adynamie; amaigrissement rapide.

Du 20 août au 1er septembre la fièvre diminue et cesse complètement. — A partir de ce moment les signes physiques et les symptômes subjectifs diminuent progressivement. — Les sueurs cessent, l'appétit revient; la toux et l'expectoration diminuent sensiblement.

A l'auscultation on entend encore du souffle au sommet gauche et de l'expiration prolongée à droite.

Pendant toute la durée de sa maladie, le patient a pris journellement du tannin à la dose de 1 à 2 grammes et des toniques.

Il est sorti guéri de l'hôpital le 25 septembre.

Nous n'avons jamais pu trouver de bacilles dans les crachats.

OBSERVATION 4.

F. M. est âgé de 16 ans, garçon de café. Sa mère est morte phthisique.

Le malade entre à l'hôpital au commencement de juillet, pâle, amaigri; ses pommettes sont rosées, saillantes; sa respiration courte, fréquente.

Il tousse et crache depuis quelque temps déjà; transpire la nuit; n'a plus d'appétit; sa toux est fréquente, pénible; ses crachats, muco-purulents, sont parfois striés de sang.

Percussion. — Matité aux deux sommets en arrière.

Auscultation. — En arrière. *A droite.* Souffle bronchique dans la fosse sous-épineuse; nombreux craquements au même niveau; râles humides disséminés.

A gauche. Expiration prolongée au sommet. Râles humides disséminés dans tout le poumon.

En avant. — *A droite* et *à gauche*. Expiration prolongée et quelques râles humides.

Après un traitement d'un mois environ par le tannin à la dose de 1 à 2 grammes par jour, les symptômes subjectifs et objectifs s'amendèrent peu à peu, et le malade sortit guéri vers la fin du mois d'août.

Nous avons tenu à donner ces deux dernières observations bien qu'à l'examen des crachats nous n'ayons pas trouvé de bacilles ; car, si nous lisons la sixième leçon faite à l'Hôpital de la Pitié, par le prof. Jaccoud, en janvier 1887 [1], nous voyons que la valeur diagnostique du bacille de Koch dans les cas de tuberculose miliaire aiguë y est singulièrement mise en doute.

« Vous vous rappelez sans doute, dit-il, que malgré des examens répétés, *nous n'avons jamais trouvé de bacilles daus les crachats* de notre malade, tandis qu'à l'autopsie, *nous en avons constaté la présence en grande abondance dans les granulations des poumons.* Il importe que vous sachiez que cette discordance est la règle en pareille circonstance, et qu'il n'y a point à compter sur l'altération bacillaire des produits de l'expectoration pour le diagnostic de la tuberculose miliaire aiguë ; c'est là un fait constaté par nombre d'observateurs, entre autres par Leyden [2].

« Mais l'intérêt de ce fait négatif n'est pas borné à la question du diagnostic ; en montrant que la présence des bacilles dans les poumons ne suffit pas pour qu'ils apparaissent dans les crachats, il prouve que

---

1. Jaccoud. *Leçons de clinique médicale de la Pitié*, 1886-1887, p. 101 et 102.
2. Leyden. Klinik über den Tuberkelbacillus (*Zeits. f. klin. med.* 1886).

cette apparition est subordonnée à des lésions, à des destructions de tissus plus profondes que celles qui caractérisent la granulose aiguë.

« Du reste, la nécessité de cette condition a été établie suivant une autre voie, par deux observateurs d'une irrécusable compétence ; Dettweiler et Meissen [1] ont démontré que les bacilles dans les crachats sont presque toujours associés aux fibres élastiques ; cette association a été constatée par eux dans une proportion de 96,5 pour 100 des cas examinés.

« Tenez compte de ces recherches que j'ai déjà fait connaître dans mes leçons de 1884, tenez compte de l'enseignement de notre observation actuelle, et vous serez pleinement et définitivement convaincus de l'absolue vérité de mes conclusions d'alors, touchant la valeur diagnostique du bacille : sa présence est immédiatement significative, son absence, même plusieurs fois constatée, laisse au jugement toutes ses incertitudes. La recherche du bacille est un moyen de diagnostic de plus, nous devons nous empresser de l'ajouter à ceux que nous possédons déjà ; mais ce moyen, comme tous les autres, a son champ d'application limité, sa portée nettement définie, et il ne peut, à aucun égard, absorber à son profit tous les autres éléments du diagnostic médical [2]. »

La Bactériothérapie ou les inhalations de *Bacterium termo* a été un moment à l'ordre du jour dans le traitement de la tuberculose. Basée sur ce fait que

1. DETTWEILER ET MEISSEN. Der Tuberkelbacillus und die chronische Lungenschwindsucht (*Berlin. klin. Wochens.*, 1883).
2. JACCOUD. *Cliniques de la Pitié*, 1883-84, p. 329 et 331.

certaines bactéries entravent les cultures d'autres schizomycètes pathogènes, cette méthode fut préconisée par Cantani [1], dans le traitement de certaines maladies infectieuses.

Il apporte un fait à l'appui de cette conception ; chez une femme atteinte de phthisie pulmonaire au troisième degré, il fit faire des inhalations de *bacterium termo* ; l'expectoration diminua bientôt, les bacilles disparurent des crachats, tandis qu'on y constata la présence de bacterium termo en très grande quantité ; enfin, l'état général de la malade s'améliora bientôt beaucoup.

Quoique ce fait soit unique, Cantani le croit assez encourageant pour pousser les praticiens à s'engager dans cette voie.

A. Testi et G. Marzi ont répété ces expériences à l'Hôpital civil de Fermo, et ils ont constaté que les inhalations fréquemment répétées de bacterium termo agissaient sur le bacille tuberculeux en arrêtant son développement. Ils ont obtenu une amélioration notable, une diminution du nombre des bacilles dans le sang et les crachats de plusieurs malades atteints de tuberculose avérée.

Parmi les médecins qui ont encore travaillé ce sujet, on ne rencontre guère que les noms de Filipovitch, Flora et Maffucci, Wells.

On a peu répondu à l'appel de Cantani et l'on peut dire que cette méthode de traitement est aujourd'hui tombée dans l'oubli.

---

1. CANTANI. *Centralbl. f. die med. Wissensch.*, n° 29.

CHAPITRE PREMIER

DES INHALATIONS MÉDICAMENTEUSES

1° Acide carbonique.

En 1882, Maurice Dupont prenait pour sujet de sa thèse, le « traitement de la tuberculose par les inhalations d'acide carbonique [1] ». Avant lui, Percibal, Hey, Dobson et Macbride en avaient déjà dit le plus grand bien. L'auteur y pose en principe que l'acide carbonique peut servir à diminuer l'activité des combustions dans les tissus et à ralentir le mouvement de désassimilation.

Il donne ce gaz mélangé à l'air dans la proportion d'un quart ; et il fait passer le gaz carbonique dans un vase contenant du goudron de Norwège.

Ses expériences ont porté sur 32 malades et les résultats obtenus ont été un accroissement des forces, une suractivité des fonctions digestives, l'augmentation du poids du corps, l'augmentation de la capacité respiratoire.

Après Dupont, John Parkin [2] donne aussi l'acide carbonique en inhalations, et il considère ce traitement comme le plus apte à calmer la fièvre, diminuer l'expectoration et les sueurs nocturnes, à ramener l'appétit et à rendre les forces. L'amélioration des symptômes subjectifs est sensible.

E. Weill [3] recommande les inhalations d'acide car-

---

1. Maurice DUPONT. Th. de Paris, 1882.
2. *La Phthisie* ; causes, nature et traitement (in-8°, Londres 1883).
3. E. WEILL. *Académie des sciences*, 27 février 1888.

bonique comme très favorables pour combattre la dyspnée des tuberculeux. Il fait faire une ou deux séances par jour, de deux à cinq minutes de durée chacune ; à chaque inhalation la dose varie de deux à quatre litres. « L'action eupnéique, dit l'auteur, est instantanée, très nette et durable ».

Comme on le voit, les auteurs qui ont recommandé l'acide carbonique ne mentionnent qu'une amélioration d'une partie des symptômes subjectifs. L'action sur les signes physiques reste dans l'ombre et cet agent ne doit être considéré que comme un calmant de la toux ; il diminue l'expectoration et par cela même facilite la respiration.

Il agit comme modificateur de la sensibilité ; son action anesthésique, peu prononcée sur la peau, est plus rapide, plus profonde et plus persistante sur les muqueuses (White).

Nothnagel et Rossbach ne sont pas d'avis d'employer l'acide carbonique dans la tuberculose ; ils regardent ces inhalations comme plus nuisibles qu'utiles.

Voici ce qu'ils disent [1] : « Depuis longtemps déjà on a recommandé l'acide carbonique en inhalations dans la tuberculose. Aujourd'hui que la pratique des inhalations s'est beaucoup répandue, les observations sont devenues assez nombreuses pour nous permettre d'en conclure que ces inhalations doivent être évitées chez les phthisiques ; elles ne présentent aucun avantage, pas même au point de vue symptomatique, et elles peuvent être nuisibles.

---

1. NOTHNAGEL ET ROSSBACH. Eléments de thérapeutique ; Art. ac. carbonique.

« Quant à l'habitude où l'on était autrefois de faire séjourner les phthisiques dans des étables à vache, en vue surtout de les soumettre à l'action de l'acide carbonique, cet usage est entièrement abandonné aujourd'hui. Mais les eaux chargées d'acide carbonique sont encore souvent prescrites dans la phthisie. Disons d'abord que l'emploi de ces eaux doit être évité quand il y a tendance aux hémoptysies, aux congestions pulmonaires, lorsqu'il existe un état inflammatoire fébrile ; on fera même bien de ne pas laisser boire de l'eau de seltz comme boisson ordinaire aux phthisiques menacés d'hémoptysies, à cause de l'influence que l'acide carbonique pourrait exercer sur l'activité cardiaque. Les tuberculeux devront aussi s'abstenir des eaux qui contiennent de l'acide carbonique et qui possèdent une température élevée, telles que les eaux d'Ems. L'usage de ce gaz dans la phthisie se réduit en somme à l'emploi de l'eau de Selters, que l'on fait prendre habituellement avec du lait. Cette eau agit-elle sur le processus lui-même ou sur quelques symptômes pulmonaires, par exemple, la toux ? On ne saurait le dire ; peut-être toute son efficacité se réduit-elle à faciliter la digestion du lait. »

Cette conclusion n'est pas très encourageante, bien que le pessimisme thérapeuthique, qui se fait jour dans tout l'ouvrage de Nothnagel et Rossbach, soit peut-être un peu exagéré.

2° Acide sulfhydrique.

Cet agent n'a pas été très employé jusqu'à présent en inhalations. Son odeur est peu agréable et rend son emploi peu pratique en dehors des hôpitaux et des stations balnéaires dont les eaux en contiennent une quantité suffisante.

On voit ce gaz mentionné par A. Cantani [1] qui a fait une série d'expériences. Il administre l'acide sulfhydrique en solution à l'intérieur ou en inhalations dans une pièce destinée à cet usage.

« Les inhalations prolongées sont, dit-il, bien supportées par les malades ; quelques-uns seulement se plaignent de ce mode de traitement les premiers jours. »

Chez la plupart des sujets traités, il a obtenu les résultats suivants :

Disparition de la fièvre en peu de jours ; arrêt de progression des lésions locales et diminution de l'expectoration.

Serrand [2], quelques années plus tard, répète ces expériences et obtient des modifications favorables de la tuberculose.

Nous ne pouvons passer sur ce sujet sans dire un mot des salles d'inhalations d'Allevard, dont la réputation remonte déjà à plusieurs années.

C'est au Dr Niepce qu'Allevard doit cette installation à laquelle il a consacré nne grande partie de son temps et sur laquelle il a fait paraître un certain nombre de brochures.

Le nombre croissant des malades qui se rendent à Allevard pour se soumettre aux inhalations de gaz

---

1. A. CANTANI. Emploi de l'hydrogène sulfuré dans la tuberculose (*Centralbl. f. d. med. Wissens.* n° 16, 1882.)

2. SERRAND, Tuberculose. Sa modification par le humage des vapeurs hydrosulfurées. (*Journ. méd. de Paris*, 29 mai 1887).

sulfhydrique est une bonne preuve des résultats avantageux qu'on y obtient.

Le Dr Baron, dans une brochure qu'il publiait en 1877 [1], écrivait que l'action curative de l'inhalation est simple et qu'elle se produit rapidement. Il insiste tout particulièrement sur le danger qu'il y a à faire excès des inhalations. On note, dans ce cas, au lieu d'une amélioration, un redoublement de la toux, de la congestion pulmonaire, des crachements de sang, des accès fébriles, quelquefois des syncopes ; aussi faut-il que ce traitement soit surveillé de près par le médecin, car les accidents provenant de l'excès (saturation thermale de l'auteur) peuvent arriver très vite et obliger le malade à rompre la cure, ce qu'il faut surtout éviter.

Pour bénéficier de la méthode, l'auteur conseille de suspendre fréquemment la cure, de ne la reprendre qu'à doses modérées et de continuer ainsi long-temps.

Dupasquier [2] fait ressortir les avantages qu'on peut tirer de l'eau transportée en bouteilles. Au moyen d'un pulvérisateur ordinaire, elle peut servir aux inhalations à domicile. « L'observation a démontré, dit-il, que l'effet physiologique de l'inhalation du gaz sulfhydrique faite très modérément était une action sédative marquée, surtout lorsqu'elle était peu prolongée. » Et d'après Trousseau : « Il est certain que le système nerveux et le sang sont particulièrement

---

1. Dr Baron. Thérapeutique de l'inhalation d'Allevard, 1877.

2. Dr Alph. Dupasquier. *De l'emploi à domicile des eaux sulfureuses d'Allevard.* (Soc. méd. de Lyon 1877.)

influencés par ce gaz qui a une vertu stupéfiante
manifeste... »

Le chiffre suivant donné par l'auteur montre l'accroissement du nombre de malades qui ont fait des
inhalations à Allevard : En 1866, les cachets délivrés
s'élevaient à 9,000 ; en 1877, il en était distribué
17,500.

Le Dr C. Kasten[1], en 1880, fait ressortir les avantages des inhalations du gaz sulfhydrique et les
différences d'action dans l'application des inhalations
froides et tempérées.

Le Dr Niepce[2] s'est surtout occupé de la question ;
il parait s'être attaché spécialement au traitement de
la phthisie pulmonaire, et dans toutes ses brochures
il fait ressortir les avantages de la médication par
l'inhalation du gaz sulfhydrique.

Dans ses études cliniques des eaux sulfureuses
d'Allevard (1881-1883), il cite des cas de guérison
dont la rapidité tient toutefois un peu du prodige !

Dans un mémoire assez complet qu'il publiait en
1884, Niepce[3] décrit les différents procédés de recherche du bacille de Koch dans les crachats, puis
cherche à vérifier par une série d'expériences l'exactitude du principe énoncé par Balmer, à savoir que
dans les crachats des tuberculeux on trouve toujours
des bacilles de Koch, que l'inhalation de l'acide sulf-

---

1. Dr C. KASTEN. Considérations sur la méthode d'inhalations
froides et tempérées pratiquées aux eaux sulfureuses d'Allevard.
(*Lyon médical.* Séance du 2 juin 1880 de la Soc. des sc. méd.)

2. Dr NIEPCE. Etude clinique des eaux sulfureuses d'Allevard.

3. Dr NIEPCE. Mémoire sur la valeur diagnostique de la présence
du microbe de Koch dans les crachats et de l'emploi du gaz sulfhydrique dans les salles d'inhalations d'Allevard. (1884.)

hydrique produit toujours la mort du bacille et que ce moyen peut guérir la phthisie.

Il donne un certain nombre d'observations assez concluantes que nous tenons à résumer rapidement. Les animaux inoculés avec des crachats non modifiés de tuberculeux deviennent tuberculeux, tandis qu'on n'obtient aucun effet avec des crachats ayant séjourné pendant vingt minutes dans l'atmosphère de la salle d'inhalation.

L'auteur en conclut que le bacille tuberculeux meurt au contact des gaz contenus dans les salles d'inhalations d'Allevard.

Dans une autre série d'expériences, il prend quatre souris qu'il inocule avec des crachats de tuberculeux ; deux de ces souris sont laissées à l'air libre, les deux autres sont mises en cage dans la salle d'inhalation. Les quatre souris sont tuées après six semaines ; à l'autopsie, on constate que les deux premières sont remplies de tubercules ; il n'y en a pas trace dans celles qui ont respiré le gaz sulfhydrique. Il répète cette expérience sur des lapins et des cobayes et obtient les mêmes résultats.

Poursuivant son étude, il inocule des crachats de malades soumis pendant vingt-sept jours aux inhalations et il n'obtient pas de tuberculose, tandis qu'il avait réussi à tuberculiser des animaux avec les crachats du même malade inoculés avant le traitement.

En ce qui concerne les malades eux-mêmes, il est arrivé par le calcul à admettre que chaque malade respire par heure 52 ½ litres de gaz sulfhydrique. Les résultats varient suivant la période de la maladie ; au premier et au deuxième degré, il note fréquemment la guérison ; au troisième degré, malgré l'inhalation et la diminution du nombre des bacilles dans les crachats, la maladie suit sa marche progressive.

Voici les conclusions auxquelles il est arrivé :

« Les observations que nous avons recueillies à Allevard depuis vingt-sept années que nous y avons créé la méthode des inhalations gazeuses, nos recherches microscopiques, les guérisons de tuberculose au premier degré obtenues chaque année à Allevard par le séjour des malades dans les salles d'inhalations de gaz sulfhydrique fourni par l'eau d'Allevard ; les améliorations et quelques guérisons obtenues au deuxième degré de la maladie ; les améliorations observées au troisième degré et même quelques guérisons bien constatées chez des malades n'ayant qu'une caverne ; les expériences que nous venons de faire à Nice sur l'action de l'inhalation du gaz sulfhydrique pur nous autorisent à dire :

« Les bacilles meurent soit au contact du gaz sulfhydrique qui entre dans la composition de l'atmosphère des salles d'inhalations gazeuses d'Allevard, soit au contact du gaz sulfhydrique pur, et la tuberculose peut être modifiée et guérie par cet agent thérapeutique. »

On le voit, Niepce ne saurait être plus affirmatif dans ses conclusions.

Puisse-t-il dire vrai ! Malheureusement tous les malades ne peuvent s'offrir la satisfaction d'un séjour à Allevard ; il y a donc là une lacune. Et dans le cas même où les inhalations pourraient se faire à domicile, le malade n'y trouverait pas la surveillance voulue et il ne rencontrerait pas dans la bouteille les conditions hygiéniques qui entrent pour une grande part dans la réussite de tout traitement, même antiparasitaire.

3° Acide sulfureux.

Si le traitement par l'acide sulfhydrique reste un peu localisé à Allevard, il n'en est pas de même d'un autre composé du soufre, l'acide sulfureux. Ce gaz, employé depuis peu de temps dans la thérapeutique de la tuberculose pulmonaire, a été étudié d'une façon assez complète et les résultats qu'il a donnés sont, comme ceux de l'acide sulfhydrique, assez favorables pour daigner attirer l'attention des médecins et des malades.

M. Rombro [1], en 1883, est un des premiers qui ait employé l'acide sulfureux en inhalations. De 1883 à 1887, on ne trouve pas grand'chose sur ce mode de traitement.

Après Rombro, Sollaud, en avril puis en mai 1887, fit connaître les résultats qu'il avait obtenus par l'application de ce gaz au traitement de la tuberculose pulmonaire, qui est, du reste, renouvelé des anciens. Les auteurs italiens ont longuement décrit l'efficacité de l'air des solfatares sur la phthisie [2].

Au siècle dernier, des expériences avaient déjà été faites à Montpellier (Constantin Paul).

---

1. M. ROMBRO. Traitement de la phthisie par les inhalations de vapeurs de soufre. (*Vratch. viédom.* n° 17. 1883.)

2. SOLLAUD. Deux cas de phthisie traités avec succès par le séjour prolongé dans une atmosphère sulfureuse. (*Arch. de méd. nav.*, avril 1887.)

Phthisie pulmonaire et atmosphère sulfureuse. (*Gaz. des hôpit.* 26 mai 87.)

Plusieurs procédés ont été proposés pour obtenir le gaz. Après avoir essayé la combustion de l'hydrogène sulfuré, celle du sulfure de carbone, la décomposition des sulfites par un acide, méthodes qui présentent des inconvénients et qui sont d'une application pratique difficile, on s'en est tenu à la combustion directe du soufre que chaque malade peut régler lui-même, suivant les indications du médecin. Pour rendre encore plus facile l'application de cette méthode, un des élèves de Dujardin-Beaumetz, M. Deschiens, a imaginé des bougies qui sont graduées et permettent d'évaluer approximativement la quantité de soufre brûlée.

Elles consistent en une mèche entourée de couches concentriques de papier au nitrate de potasse et de soufre. Elles ne donnent que très peu de fumée et ne coulent pas; elles peuvent en outre s'allumer et s'éteindre à volonté.

Avec une bougie de Deschiens ordinaire, on obtient une combustion de 10 grammes environ de soufre par heure. Quant à la quantité de soufre à employer, elle varie suivant les auteurs. Il faut d'abord tenir compte de la perméabilité des parois de la chambre à inahalations.

Dujardin-Beaumetz [1] dit qu'on peut dans une chambre bien close faire brûler sans préjudice pour le malade 1 gr. 50 de soufre par mètre cube pour une séance de 2 heures.

Sollaud fait entrer le malade dans l'atmosphère

---

1. DUJARDIN-BEAUMETZ. Des inhalations sulfureuses dans le traitement de la tuberculose. (*Sem. médic.* 19 octobre 87. Séance de la Soc. thérap. du 12 oct. 87.)

déjà chargée au maximum, et le fait sortir après réduction au minimum.

Dujardin-Beaumetz préfère une quantité minimum constante.

Ley [1] a fait des expériences sur la quantité d'acide supportable dans l'air atmosphérique. Pour lui, la dose thérapeutique doit varier de $1/10000$ à $1/8000$; la dose de $1/7000$ peut être tolérée par certains organismes; l'homme sain a de la peine à supporter une dose supérieure.

Sa méthode consiste à faire entrer les malades dix à douze heures après la combustion du soufre. Il fait brûler 6 grammes de soufre par mètre cube les trois premiers jours, et, quand les murs sont imprégnés, il réduit à 5 grammes la quantité de soufre à brûler par jour. La chambre à inhalation est aérée tous les jours pendant plusieurs heures.

Dujardin-Beaumetz procède différemment. Il débute avec une dose de 5 grammes par mètre cube et augmente tous les jours progressivement jusqu'à la dose de 20 grammes. Il commence la combustion du soufre deux heures avant d'introduire le malade dans la chambre; la durée de la séance est de quatre heures.

Les résultats obtenus par Dujardin-Beaumetz à l'hôpital Cochin varient suivant les malades.

Dans certains cas, il a noté une amélioration, la diminution de la toux et de l'expectoration, l'augmentation de l'appétit et des forces, le retour du som-

______

5. Ley. De l'acide sulfureux en inhalation dans le traitement de la tuberculose. (*Journ. de méd.* 6 nov. 87.)

meil. Un certain nombre de malades n'ont retiré
qu'un effet moral du traitement ; une troisième caté-
gorie de malades n'a pu supporter le traitement
qui provoquait chez eux des accès de toux et de suffocation.

L'auteur [1] a remarqué que les inhalations sulfureuses produisaient des modifications surtout sur
l'état catarrhal. Pendant l'inhalation, les crachats se
décolorent, prennent une teinte blanchâtre particulière qu'on obtient de même en mettant les crachats
en contact direct avec les vapeurs sulfureuses ; il n'y
a probablement là qu'une simple action physique.

Comme résultat, l'expectoration diminue et la toux
arrive à disparaître.

Il y a à noter que les tuberculeux supportent plus
facilement que l'homme sain les inhalations sulfureuses et cela d'autant mieux que les lésions sont
plus avancées.

Durand Fardel explique cette tolérance par l'insen-
sibilité des bronches des tuberculeux, qui sont tapis-
sées par une abondante sécrétion muqueuse.

Ley [2] note de l'irritation des conjonctives et du nez,
même à de faibles doses ; d'où les éternuements et le
larmoiement que les malades accusent. Quelquefois
on observe des épistaxis ; un peu de sécheresse et
des picotements à la gorge.

Auriol a essayé d'atténuer les symptômes pénibles
en mêlant à la fleur de soufre un peu de benjoin et
de poudre d'opium. (P. Chéron.)

---

1. DUJARDIN-BEAUMETZ. Des inhalations sulfureuses dans la phthisie.
(*Sem. méd.* 1er février 1888.)
2. LEY. Loc. cit.

Les malades qu'Auriol a soumis à ce traitement
sont nombreux et ses résultats sont assez satisfaisants, c'est ainsi que sur 70 malades, il a noté 30
améliorations : amélioration des signes subjectifs,
diminution puis disparition des bacilles dans les crachats ; disparition des principaux symptômes perçus
à l'auscultation.

L'auteur se croit autorisé à considérer ces malades
comme guéris ; car depuis deux ans les symptômes
n'ont pas reparu.

Dariex [1] a réussi à améliorer les malades qui n'é-
taient pas épuisés par la fièvre ou la diarrhée ; chez
ceux-là il a noté une augmentation de l'appétit et du
poids, la diminution ou la disparition des sueurs ; la
diminution rapide de l'oppression ; la grande facilité
de l'expectoration et l'amendement des symptômes
pulmonaires. L'expectoration, qui, au début, est très
abondante et très liquide, diminue au bout de quelques jours, et dans les crachats qui deviennent
blancs, on peut noter la diminution des bacilles.

Avec Dujardin-Beaumetz, Dariex croit à la transformation de l'acide sulfureux dans l'organisme en
sulfite et hyposulfite, substances qui, depuis longtemps, ont été préconisées dans la phthisie.

Delon [2] cite un cas de guérison chez un phthisique
arrivé à une période avancée de la maladie. Il croit
inutile d'instituer le traitement dans le cas de lésions

---

1. Dariex. De l'action de l'acide sulfureux en inhalations et en
injections hypodermiques dans le traitement de la tuberculose. (Th.
de Paris, 15 déc. 87.)

2. Delon. Un phthisique guéri par les inhalations d'anhydride sulfureux. (*Montpellier médic.*; 1ᵉʳ fév. 88.)

tuberculeuses de la moitié inférieure du poumon, à cause du peu de probabilité de la pénétration du gaz dans les parties inférieures.

Citons encore Bolbeau, qui a eu plusieurs améliorations et Audhoui, qui a eu des résultats défavorables dans un cas.

Toutes ces observations de malades améliorés ou guéris sont encourageantes, et il est probable que le traitement par les inhalations sulfureuses prendra une plus grande place dans la thérapeutique de la phthisie pulmonaire.

Si les malades se trouvent bien de ce traitement, quoique l'action antibacillaire du gaz sulfureux ne soit pas prouvée, il faut les y soumettre, car on peut le ranger parmi ceux qui sont les plus avantageux et les plus utiles, en nous rappelant ce vieil adage que si le médecin guérit rarement, il améliore souvent et console toujours.

4° Iodoforme et essence de térébentine.

Les inhalations d'iodoforme et d'essence de térébentine ont été expérimentées par Rummo [1], qui en donnait un compte-rendu en 1882. Il a à sa disposition un cabinet dans lequel il répand, au moyen d'un pulvérisateur de Siegle, une solution d'iodoforme dans de l'essence de térébentine. Les malades séjournent dans la cabine une heure ou deux.

Au début, il emploie une dose de 0,16 centigram-

---

1. RUMMO. Les inhalations d'iodoforme et d'essence de térébentine dans les affections bronchopulmonaires. (*Rivista clin. e terap.*, juillet 1882.)

mes d'iodoforme dissout dans quatre grammes d'essence et il élève progressivement la dose jusqu'à 0,96 centigrammes d'iodoforme pour 24 grammes d'essence de térébentine.

Parmi les malades qu'il a soumis à ce traitement se trouvent cinq phthisiques et les résultats obtenus sont les suivants : la diminution de la toux, le ralentissement de l'expectoration, la disparition des sueurs, l'abaissement de la température, l'augmentation du poids du corps, l'abaissement du taux de l'urée, la diminution du nombre des battements du cœur et des mouvements respiratoires, l'amendement des signes physiques.

Il donne l'explication suivante des effets curatifs :

1° Action anesthésique sur les filets sensitifs pulmonaires du nerf vague.

2° Action modificatrice locale de l'iodoforme et de l'essence de térébentine.

3° Action antiseptique.

Par ses recherches sur l'urine, il arrive à la conclusion que l'iodoforme s'élimine en grande partie par les poumons puisqu'il faut 8 à 9 jours d'administration pour le retrouver dans l'urine.

Son élimination est lente puisqu'on le retrouve encore 9 jours après sa suppression.

Sormani [1], qui a fait les mêmes expériences, a trouvé, au contraire, que l'iodoforme est rapidement absorbé par la voie pulmonaire et qu'on en constate rapidement la présence dans l'urine. Cet auteur pres-

---

[1] Sormani. Les inhalations d'iodoforme comme moyen thérapeutique (*Anuali universali*, Sep. 1883).

crit aussi l'iodoforme en inhalations et à l'intérieur à la dose de 0,50 centigrammes.

Pour les inhalations, il emploie l'iodoforme porphyrisé qu'il fait traverser par un courant d'air, de manière à entraîner les vapeurs jusque dans les bronchioles. Il se sert dans ce but de l'appareil de Waldenburg, auquel il ajoute une bouteille de Woolf trempant dans un bain-marie à 100°, température qui favorise la volatilisation de l'iodoforme sans le décomposer. Cette bouteille communique avec l'appareil de Waldenburg par un tube de verre; un autre tube se termine par le masque respiratoire.

Il obtient par là une combinaison des effets de l'appareil de Waldenburg avec ceux des inhalations antiparasitaires.

Il cite une série d'observations favorables au traitement. L'amélioration de l'état général est rapide; moins rapide et moins franche en ce qui concerne les lésions pulmonaires. Les bacilles persistent dans les crachats; on n'observe qu'un arrêt des poussées tuberculeuses, et la rechute est toujours menaçante.

Disons que, déjà à cette époque, Sormani avait remarqué que l'haleine des phthisiques ne contient pas le bacille; que ce bacille conserve longtemps sa virulence, qu'il résiste à la putréfaction et au dessèchement et que ce sont les crachats desséchés qui sont le véhicule dangereux de la contagion par leur mélange avec les poussières atmosphériques. Il conseille la désinfection des chambres et des objets souillés de matière tuberculeuse.

Mac Aldovic, Leven, Liébedeff ont essayé les inhalations d'essence de térébentine.

Dreschfeld, Petraglia, Franchini celles d'iodoforme, De Renzi, Dujardin-Beaumetz ont repris les expériences de Rummo, avec l'iodoforme en solution dans l'essence de térébentine ; le premier considère ce traitement comme utile au malade ; le second, qui a pratiqué ces inhalations à l'atmiomètre de Jacobelli, a remarqué que l'amélioration portait presque exclusivement sur la toux et l'expectoration.

D'autres médecins, Moleschott, Semmola, Ciaramelli, etc., conseillent l'emploi de l'iodoforme dans la tuberculose commençante qu'il peut guérir ; par contre, certains travaux parmi lesquels nous trouvons ceux de Schnitzler, de Kowalski, prouvent que l'action de ce médicament n'est pas encore nettement établie.

Nous avons fréquemment donné à nos malades l'iodoforme à l'intérieur selon la formule indiquée par le professeur Potain, sans en avoir retiré des avantages bien nets. Nous reviendrons plus loin sur ces pilules.

Nous n'avons guère employé l'iodoforme en inhalations que dans les cas compliqués de laryngite tuberculeuse et nous pouvons dire que nous n'avons pas eu de résultats avantageux tant au point de vue des lésions du larynx que de celles des poumons.

5° Benzoate de soude.

Quoique les inhalations de benzoate de soude ne rentrent plus actuellement dans le cadre des médications à appliquer aux phthisiques, elles ont eu vers la fin de l'année 1879 un retentissement assez grand pour que nous ne puissions les passer sous silence.

Elles ont donné lieu à de vives discussions dans les Sociétés médicales de Prague et de Berlin, discussions qui ont eu pour résultat de les faire abandonner peu de temps après leur apparition. Les partisans peu nombreux, mais enthousiastes et bruyants de la nouvelle médication, tels que Rokitansky [1] et Klebs avaient en face d'eux des contradicteurs multiples parmi lesquels on citait les membres de la Société médicale de Berlin. La vivacité de la riposte, il est vrai, tenait en partie au fracas avec lequel on avait partout annoncé les merveilleux résultats obtenus à la clinique d'Inspruck; les journaux politiques avaient même ouvert leurs colonnes au nouveau spécifique de la phthisie.

Il est curieux de remonter à l'origine du mouvement : Schueller [2], après avoir trachéotomisé des animaux, leur injectait à travers la plaie opératoire, soit de la matière tuberculeuse, soit les microorganismes qui en dérivent à la suite des cultures fractionnées de Klebs. Tous ces animaux, après s'être émaciés et avoir perdu leurs poils, succombaient à une tuberculose miliaire généralisée. Au contraire, d'autres animaux, soumis aux mêmes injections et présentant déjà les phénomènes caractéristiques de l'infection tuberculeuse, ne mouraient pas parce que Schueller leur faisait des inhalations de benzoate de soude à la dose de 50 centigrammes ou 1 gramme

---

1. ROKITANSKI. Du traitement de la phthisie par les inhalations de benzoate de soude (*Wien. med. Presse*, n° 42, 1879).

2. Max SCHUELLER (de Greifswald). Zur Behandlung der Tuberculose (*Berliner klin. Wochensch.*, n° 45, 10 nov. 1879).

par kilogramme de leur poids. L'auteur concluait qu'il y avait lieu de tenter ce traitement chez l'homme, sans se dissimuler d'ailleurs que chez ce dernier, les conditions étaient plus complexes, et en ajoutant au surplus que, pour être fructueuses, les inhalations devaient être continuées plusieurs mois.

Dès les mois de septembre et octobre 1879, la *Wiener medicinische Presse* enregistrait des succès tout à fait incroyables de la nouvelle médication. Se conformant exactement aux indications fournies par Schueller, le professeur d'Inspruck avait fait inhaler quotidiennement à 15 patients tuberculeux 50 grammes de benzoate de soude en solution aqueuse à 5 % soit 1000 grammes de liquide. Trois de ces malades étaient presque moribonds ; or, au bout de quelques semaines, ils partaient guéris ainsi que les douze autres !

De son côté, Klebs [1] déclarait que l'emploi des inhalations ou insufflations, combiné à celui de l'administration à l'intérieur du benzoate de soude produisait toujours chez les phthisiques une chute durable de la fièvre, une augmentation marquée du poids et la cessation des phénomènes de catarrhe. Mais, dans le sein même de la réunion de Prague, il trouvait un adversaire décidé dans le professeur Halla [1], qui n'avait pas eu à se louer du prétendu spécifique.

A Berlin, la question a été portée devant la Société médicale, par un remarquable travail de critique

---

1. KLEBS, HALLA. Discussion à la Société des médecins allemands de Prague (*Berlin. klin. Wochensch.*, n° 6, 9 février 1880).

clinique dû à Guttmann [1], travail qui a donné lieu à une discussion à laquelle ont pris part des hommes tels que B. Fraenkel, Senator, M. Wolff, Steinauer, Fritsche, Baginsky, Waldenburg, Bardeleben.

Guttmann s'est placé dans les mêmes conditions d'expérimentation que Rokitanski, et néanmoins il est arrivé à ce résultat absolument inverse : c'est que le benzoate de soude, loin de guérir la phthisie pulmonaire, n'a aucune action sur aucun des nombreux symptômes fonctionnels ou physiques de la maladie, fait qu'il a pu vérifier à l'autopsie de 9 patients soumis à ce mode de traitement. Il est vrai que durant les quelques heures qui suivent chaque inhalation, on observe une rémission temporaire de la toux et de l'expectoration, mais le même phénomène se produit après les inhalations de vapeurs d'eau simple.

Comme compensation, les phénomènes accessoires liés à cette médication sont peu importants, et les accidents se bornent, en général, à des nausées, quelquefois à des vomissements qui paraissent devoir être rapportés pour une grande part à l'attitude fatigante (langue tirée au dehors de la bouche largement ouverte) que les phthisiques sont obligés de garder pendant les séances de pulvérisation. Toutefois, deux des malades de Guttmann ont eu, dans le cours du traitement, des hémoptysies après être restés depuis plusieurs années à l'abri de cet accident.

Voilà, en somme, les résultats obtenus par Gutt-

---

1. P. GUTTMANN. Ueber Inhalationen von benzoësaurem Natron bei Lungenschwindsucht (*Soc. med. de Berlin. Berlin. klin. Wochensch.*, n°s 49 et 51, 8 et 22 décembre 1879).

mann et aucune voix ne s'est élevée pour les con-
tester ; autant de membres ont pris part à la discussion, autant de détracteurs du benzoate. Or, si aux
31 phthisiques traités par Guttmann on ajoute ceux
chez lesquels Senator, Waldenburg, Fritsche, M. Wolff
ont essayé ce médicament, on arrive au chiffre respectable d'environ 200 sujets d'expérimentation. Inutile de reproduire en détail les faits cités par ces divers
observateurs, ils ne font que confirmer les assertions
de Guttmann. D'ailleurs, ces expériences sont en
quelque sorte moins probantes, car vu la difficulté de
faire inhaler journellement 1000 grammes de liquide
à des phthisiques, ces médecins se sont contentés de
doses moins élevées.

Wenzel [1], qui observait à la Charité, dans le service de Waldenburg, impute à ce médicament d'avoir
fait prendre tout à coup une marche galopante à une
phthisie pulmonaire encore au début ; la malade en
question était soumise depuis six semaines aux inhalations de benzoate qui déterminaient chez elle des
vomissements fréquents.

A la dose de 20 grammes, Fritsche a vu survenir
des phénomènes d'intoxication : vomissements opi-
niâtres, diarrhée profuse, strangurie, toux quinteuse,
conjonctivite. « Si, dit-il, on n'a pas noté ces accidents plus souvent, c'est que la longueur et la répé-
tition même des séances d'inhalation fatiguent à tel
point les patients, que le benzoate ne pénètre pas
jusqu'à leurs voies respiratoires. »

---

1. Wenzel. Ueber Anwendung und Wirkung des Natrum ben-
zoicum bei Phthisie (*Berlin. klin. Woch.*, n° 49. 8 décembre 1879).

Steinauer, contrairement aux observations de Schueller, a noté dans toutes ses expériences une diminution du poids des animaux à qui il administrait cette substance.[1]

En France, Jaccoud n'a obtenu que des résultats défavorables avec cette médication.

Les cinq malades que nous avons nous-même soumis à ce traitement n'en ont retiré aucun avantage.

Bien des traitements ont déjà subi le sort des inhalations de benzoate de soude et la thérapeutique n'a pas encore dit son dernier mot, ni livré tous ses secrets. Les inhalations rectales gazeuses, dont nous aurons bientôt à nous occuper, sont rentrées dans le néant après avoir trouvé de sérieux défenseurs ; et peut-être avant peu verrons-nous se renouveler à propos de l'acide fluorhydrique les faits que nous avons passés en revue au sujet du benzoate. C'est de la discussion que naît la lumière, et la lutte qui déjà se prépare, ne cessera que lorsqu'elle aura entraîné dans l'abime de l'oubli les partisans de la nouvelle médication, aveuglés par des résultats encourageants peut-être, mais trompeurs.

6° Médicaments divers.

Aniline. — Cette substance a été surtout employée et recommandée par Krémianski[2] et Bertolero[3].

Krémianski choisit parmi les substances qui tuent

---

1. *Rev. des Sc. médic.*, G. Hayem, n° 31, 15 juillet 1880.

2. Krémianski. Trait. de la phthisie pulm. par l'huile d'aniline (*Méd. Obosrénié*, n°s 2 et 3, 1887).

3. Bertolero. Trait. de la tuberculose pulm. par l'aniline (*Gaz. d. osp.*, n° 96, 1887).

le bacille de Koch en agissant directement sur les
poumons, l'huile d'aniline en inhalations et à l'intérieur et l'antifébrine. Sous l'influence du contenu intestinal alcalin, l'antifébrine se décomposerait en acide
acétique et en aniline.

L'auteur recommande en outre la *diète acide*, limo-
nades, fruits acidules, koumyss, képhir ; le malade
doit se tenir autant que possible dans une atmosphère saturée d'essences aromatiques.

Après avoir trouvé de nombreux bacilles chez un
malade de 18 ans, il le soumit au traitement et au
régime suivant : Inhalations d'aniline, ingestion de 2
gouttes d'aniline avec de l'essence de citron et 60 centigrammes d'antifébrine, diète acide et poudre de viande.

Dès le second jour, on remarque un abaissement
de température, la diminution de la toux, une coloration légèrement violette de la peau. Le malade
voyant cette amélioration augmente en secret les
doses d'aniline et présente bientôt des phénomènes
d'intoxication : vertiges, faiblesse, coloration foncée
de la peau ; la température restait normale ; le pouls
était à 70, et les respirations au nombre de 20 par
minute au maximum.

Quelques respirations d'air ozonisé au moyen d'essence d'eucalyptus firent cesser les accidents et en
24 heures la peau reprit sa couleur normale.

D'après l'auteur, il y aurait eu guérison après un
mois de traitement !

Acide picrique. — Fr. Hue et Samuel Bruère[1], se

---

1. Fr. Hue et S. Bruère. Trait. de la tuberculose par les inhalations des vapeurs d'une solution aqueuse d'acide picrique à l'ébulli-
tion (*Gaz. heb. de méd.*, 13 mai 1887).

basant sur l'amélioration d'un phthisique employé
dans la fabrication de l'acide picrique, soumirent des
malades aux inhalations de vapeurs d'eau saturées
de cet acide à 5 et 6 %.

Cette méthode présente quelques inconvénients ;
les vapeurs ont une saveur très amère, et teignent en
jaune les vêtements et les téguments ; les vomissements qu'on a notés quelquefois cessent quand on
suspend les inhalations.

Les résultats ont été cependant très satisfaisants
et les auteurs citent quatre observations où les lésions
ont été profondément amendées.

Naphte. — Les inhalations de naphte sont depuis
longtemps employées au Caucase, comme moyen de
traitement de la phthisie et A. Scherbakoff[1] en a
essayé l'effet sur des malades du service de Tchéri-
noff à Moscou.

Pour remplacer la naphte qui est difficile à trouver
pure, l'auteur emploie la benzine. Les résultats qu'il
a obtenus sont favorables. On observe une action à la
fois narcotique et expectorante. Chez un jeune homme
malade depuis trois ans, il obtint en six mois une
amélioration considérable : arrêt du processus local,
augmentation du poids et diminution du nombre des
bacilles dans les crachats. La durée de l'inhalation
est de cinq minutes et se répète toutes les heures. La
dose est de 120 grammes par jour.

Nous ne voulons pas nous attarder davantage sur
ces médicaments qui n'ont plus aujourd'hui grande

---

1. A. Scherbakoff. L'antifébrine et la naphte dans la phthisie
pulmonaire (*Méd. Obosrénié*, nᵒˢ 2 et 3, 1837).

importance ; nous mentionnerons cependant encore les inhalations de *sublimé* (Porteous, Kalloch), de *menthol* (Rosenberg), d'*essence d'eucalyptus* (Witthauer, Augias), d'*acide phénique* (J.-B. Yeo, Max Schueller, Wobly) ; ce dernier médicament agit tout au plus contre la suppuration et l'expectoration et n'est pas sans danger. Hunter Mackensie fait des inhalations d'un mélange d'*acide phénique* et de *créosote*.

Les *cigarettes iodées* et les *aspirations d'iode* sont aujourd'hui abandonnées, malgré les bons résultats obtenus par de Renzi.

De Blasewitz, Valenguela ont expérimenté l'*azote* ; de Renzi, les *vapeurs nitreuses*. D'après Valenguela, la fièvre et les sueurs nocturnes disparaissent et l'appétit se relève. Les périodes avancées ne sont pas un obstacle au traitement que l'on peut continuer plusieurs mois. Sur 278 tuberculeux, il aurait observé 62 guérisons définitives et 95 temporaires ; il a noté en outre 41 améliorations et seulement 80 résultats nuls (Paul Chéron).

Tapret, à l'hôpital Saint-Antoine, fait vivre ses malades dans des salles à la partie supérieure desquelles on pulvérise constamment, et jour et nuit, à l'aide de pulvérisateurs à vapeur, une solution alcoolique de *créosote de goudron de hêtre* à 10 pour 1000. Les résultats obtenus seraient encourageants (Paul Chéron).

Albrecht [1], en employant l'*oxygène* chimiquement *pur*, aurait vu le nombre des bacilles diminuer sous

---

1. Albrecht. Des inhalations méthodiques d'oxygène chimiquement pur contre la tuberculose (*Deutsche med. Woch.*, n° 29, 1883).

son influence. Ce gaz peut être nuisible s'il y a de la fièvre et causer des hémoptysies ; on peut à peine le conseiller aux tuberculeux anémiques. L'*ozone*, conseillé par de Renzi, n'est pas plus utile ; il ne peut arriver jusqu'au sang lui-même parce qu'il se détruit au contact des premiers éléments organiques qu'il rencontre, et il produit parfois sur les muqueuses une irritation assez vive (Grancher et Hutinel). Le Fort de Lille, au moyen d'un inhalateur particulier qu'il décrit dans le bulletin de thérapeutique (T. CI, p. 342, 1881), emploie la solution suivante :

Camphre	80
Goudron	40
Teinture d'iode	40
Liqueur d'Hoffmann	10

Nous avons réservé, pour terminer ce chapitre des inhalations, le *traitement par l'acide fluorhydrique,* qui est actuellement à l'ordre du jour et sur lequel quelques observateurs ont déjà donné leur manière de voir.

Nous tenons à résumer ici tout ce que nous avons pu lire à ce sujet, car c'est surtout cet agent que nous avons expérimenté ; c'est à ce traitement que nous avons soumis le plus grand nombre de malades et ce sont surtout les observations que nous avons prises à propos de chacun d'eux que nous avons l'intention de détailler dans la seconde partie de notre travail.

7° Acide fluorhydrique.

Ce gaz était anciennement un des agents les plus redoutés à cause de sa causticité et on peut encore lire dans le Dictionnaire encyclopédique des sciences médicales qu'il « exerce sur les voies respiratoires une action corrosive sans pareille. » On n'avait cependant jamais eu à noter d'accidents consécutifs à son emploi chez les ouvriers des cristalleries de Baccarat et de St-Louis, exposés continuellement à son action ; on avait cru remarquer au contraire que, parmi ces ouvriers, ceux qui avaient la poitrine délicate, loin de voir s'aggraver leur état, comme on eût pu le supposer tout d'abord, s'amélioraient sous l'influence des vapeurs acides qu'ils respiraient.

C'est à l'année 1862 que remonte l'emploi thérapeutique de l'acide fluorhydrique en inhalations dans les affections des voies respiratoires. Les premières expériences sont dues au Dr Bastien ; quelques années plus tard, en 1866, Charcot et Bouchard expérimentèrent le nouvel agent à la Salpêtrière ; leurs résultats plus ou moins satisfaisants ne leur permettaient pas une opinion définitive ; ce n'étaient là que quelques essais au hasard ; la question n'était pas encore nettement posée au monde savant et, pendant quelque temps, on ne parla presque plus de ce mode de traitement pour la phthisie pulmonaire.

Ce ne fut qu'en 1884 que Henri Bergeron, sur le conseil du Dr Bastien, reprit de nouvelles expériences sur des malades atteints de croup et d'angine couenneuse. Les bons résultats qu'il obtint encouragèrent Seiler, en 1885, à appliquer ce mode de traitement à un malade atteint de phthisie pulmonaire. Il fut suivi dans cette voie par Garcin. Des expériences furent aussi entreprises par Dujardin-Beaumetz et son élève

Chévy[1], qui en fit le sujet d'une thèse dans laquelle on ne trouve malheureusement pas assez de faits cliniques.

En 1886, au congrès de Nancy, Seiler encouragea les médecins à s'occuper sérieusement de cette médication.

Les travaux de Seiler et Garcin, accompagnés d'un nombre respectable d'observations, furent déposés à l'Académie de médecine, qui nomma une commission composée de MM. Féréol, Proust et Hérard, et chargée d'examiner la question dans tous ses détails.

Cette étude donna lieu à un savant rapport de M. Hérard, qui fut lu à l'Académie de médecine, dans sa séance du 22 novembre 1887. Qu'on nous permette de résumer ce rapport :

« Tout d'abord, dit l'auteur[2], il faut reconnaître la parfaite innocuité des inhalations d'acide fluorhydrique et cette considération découle de l'observation attentive des ouvriers des cristalleries. Il reste à savoir si ce corps chimique possède les propriétés antiseptiques qu'on recherche aujourd'hui dans tout médicament destiné à combattre la tuberculose. »

Les expériences de MM. Dujardin-Beaumetz et Chévy ont prouvé sans réplique que l'acide fluorhydrique est un antifermentescible et un antiputride de premier ordre. Ajoutons que des solutions d'acide fluorhydrique au $\frac{1}{2000}$, au $\frac{1}{1000}$ appliquées et re-

---

1. Chévy. De l'acide fluorhydrique. Ses applications thérapeutiques. (Th. de Paris 1885.)
2. Hérard. *Sem. médic.* p. 473, 1887. Rapport communiqué à l'Acad. de méd. (Séance du 22 nov.)

nouvelées plusieurs fois par jour sur des plaies sanieuses et fétides les modifient rapidement.

Garcin emploie des solutions plus fortes ; à la dose de 10 pour 50 il obtient de bons résultats dans le traitement des ulcères variqueux.

L'acide fluorhydrique est-il antibacillaire ?

De nombreuses expériences ont été faites pour prouver la nature antibacillaire de cet acide. Comme nous l'avons vu, H. Martin, bien que mettant en relief la causticité de cet agent, avait déjà mentionné son action meurtrière sur les microorganismes.

Une série d'expériences furent faites snr les animaux inoculés ; on leur injectait 10 gouttes de la solution suivante :

Eau . . . . 50 gr.
Glycérine . . . . 200 »
Fluorure d'ammonium. . 2,50 centigr.

Tous les animaux succombèrent, les uns à la suite des lésions inflammatoires produites par l'injection, mais sans lésions tuberculeuses ; les autres non traités, mais tous tuberculeux.

Différentes méthodes ont été employées pour obtenir les vapeurs d'acide fluorhydriques. M. Henri Bergeron laisse dégager les vapeurs à l'état naissant autour du malade et celui-ci respire la bouche ouverte, placée très près au-dessus du vase où se forment les vapeurs, pendant que celles-ci emplissent la chambre, qui doit être bien close et sans cheminée.

Un autre système consiste dans l'emploi d'un vase en gutta-percha contenant une solution d'acide fluorhydrique au $^{10}/_{150}$ et muni de deux tubulures dont l'une plus longue et recourbée par laquelle le malade aspire lui-même les vapeurs. La solution est renouvelée tous les huit jours.

Le meilleur procédé consiste à amener dans une cabine disposée *ad hoc* l'air qui a barboté dans une solution d'acide fluorhydrique ainsi composée :

> Eau. 300
> Acide fluorhydrique . . 150

L'air est chassé dans le flacon de gutta-percha à l'aide d'un soufflet de bijoutier, mis en mouvement par le pied (Seiler) ou mieux au moyen d'une pompe à air aspirante et refoulante, que la main fait fonctionner (Garcin).

L'air qui a barboté dans la solution avant d'arriver dans la cabine se purifie dans un flacon laveur des restes d'acide sulfurique et d'hydrogène sulfuré que pourrait encore contenir l'acide fluorhydrique.

Les malades restent une heure dans la cabine et tous les quarts d'heure on renouvelle la provision d'air chargé d'acide. Le nombre des inhalations varie de 20 à 70.

Pour éviter chez les malades la fatigue des pieds ou des mains et pour obtenir une plus grande uniformité dans l'atmosphère médicamenteuse de la cabine, on a cherché à utiliser l'appareil connu sous le nom de gazomètre ou encore le compteur à gaz, qui reçoit son mouvement d'un moteur à poids et permet d'apprécier exactement la quantité d'air débité.

A la suite d'une discussion qui eut lieu à la Société de thérapeutique (8 février 1888) entre MM. Bardet et

Constantin Paul, à propos de l'appareillage nécessaire pour les inhalations d'acide fluorhydrique, Dujardin-Beaumetz prit la parole :

« Les appareils utilisés pour les inhalations de vapeurs d'acide fluorhydrique, dit-il, sont de deux ordres [1] : des *appareils mobiles* et des *appareils fixes*.

« Parmi les appareils mobiles, nous avons l'appareil de M. Bardet, qui a utilisé le dégagement d'acide carbonique comme moyen de propulsion des substances gazeuses, d'après le système employé par Bergeon pour les lavements gazeux ; l'appareil de MM. Léon Petit et Fiaux, basé sur le même principe, mais où l'acide carbonique est remplacé par l'air comprimé ; la nécessité d'avoir un appareil à air comprimé rend cet appareil assez coûteux et d'un emploi peu commode.

« Enfin, on peut encore utiliser comme appareil mobile celui de M. Constantin Paul, le plus simple et le moins coûteux de tous ; il consiste, comme nous l'avons déjà dit, en une bouteille de gutta-percha munie d'un bouchon à deux tubulures, à travers lesquelles passent deux tubes également en gutta-percha, l'un fort court vertical, l'autre plongeant dans le liquide médicamenteux à 8 centimètres de profondeur et assez long pour que le malade puisse le mettre à la bouche.

« Parmi les *appareils fixes*, nous avons d'abord l'appareil de Seiler ; il peut cependant assez facilement se déplacer ; il consiste en effet en une guérite qu'on peut construire au moyen d'un paravent replié, en

---

1. *Semaine médicale*. Soc. thérapeut. 15 février 1888.

recouvrant le tout d'une grosse couverture ; pour
faire pénétrer dans l'intérieur des vapeurs d'acide
fluorhydrique, on fait passer, au moyen d'un soufflet
d'accordéon, un courant d'air à travers un flacon
rempli d'acide fluorhydrique. Pour éviter au besoin
que des particules solides ne soient entraînées avec
le courant d'air, l'on peut, sur le trajet du tube,
interposer un ou deux flacons vides.

« Cet appareil est assez coûteux et, d'autre part, il
est incommode, car la présence d'une deuxième personne pour faire manœuvrer le soufflet est absolument nécessaire.

« Le second appareil du même genre est celui de
M. H. Bergeron ; ici, la cabine est obligatoire ; il n'y a
pas de flacon rempli de liquide à travers lequel bar-
bote l'air, mais l'air projeté dans le flacon se charge
à la surface du liquide de vapeurs actives d'acide
fluorhydrique. Pour la projection de l'air, M. Bergeron se sert de deux petits gazomètres dont les deux
cylindres intérieurs sont reliés l'un à l'autre par une
corde glissant sur un système de poulies, de sorte
que, lorsque l'un descend, l'autre monte nécessairement ; il suffit de placer sur la partie supérieure de
l'un des cylindres intérieurs un poids pour qu'il des-
cende et chasse l'air qui s'y trouve contenu ; l'air,
ainsi recuilli dans un système de tubes, arrive à la
surface du liquide contenu dans le flacon, et pénètre
ensuite dans la cabine à inhalations. Il suffit alors de
replacer le même poids sur la partie supérieure du
second cylindre pour que le même mécanisme se re-
produise. Le maniement en est facile et le prix relativement peu élevé.

« Enfin, nous avons l'appareil employé par M. Ley, qui est basé sur le même système ; les gazomètres sont un peu plus grands et rappellent en tous points ceux de Walker-Lécuyer.

« On peut encore utiliser l'appareil de M. Garcin qui se différencie peu des précédents. »

Nous avons tenu à reproduire ici tous ces détails d'appareillage ; ils ne manquent pas d'importance, car ils montrent l'appareil auquel on doit donner la préférence, et celui qu'il est possible d'employer dans la pratique civile, les hôpitaux pouvant plus commodément s'offrir le luxe d'une installation plus compliquée, condition qui n'est pas réalisable dans un domicile privé.

Quel que soit le mode opératoire adopté, il est indispensable d'être fixé sur la quantité d'air qui doit être projetée dans la cabine et sur le degré de concentration de la dissolution d'acide fluorhydrique.

D'après Seiler, on peut fournir au malade 10 litres d'air chargé d'acide par mètre cube d'air ordinaire. Ce chiffre est faible, comparé à ceux de Garcin qui prétend aller à 20 et même 30 litres d'air acide par mètre cube sans le moindre inconvénient.

Le titre de la solution acide est important à connaitre. La proportion d'acide fluorhydrique et d'eau est très variable dans l'acide du commerce. D'après un certain nombre d'analyses faites par M. Moissan, il résulte que la quantité d'acide oscillait entre 27,35 et 54,61 %. Pour obvier à cet inconvénient, Seiler et Garcin ont toujours employé l'acide fluorhydrique de la maison Gallois, dont le titre est 46,67 %. De plus, la solution ne renferme ni acide sulfurique, ni hydrogène sulfuré, mais une petite quantité d'acide fluosilicique.

Une question d'une certaine difficulté reste encore à résoudre, c'est de savoir quelle est la quantité d'acide fluorhydrique que contient un litre d'air.

Voyons maintenant quels sont les résultats qu'a donné cette nouvelle médication aux premiers observateurs.

Dans le courant des mois d'août et septembre 1887, Garcin soumit aux vapeurs d'acide fluorhydrique 100 tuberculeux à différents degrés de la maladie.

Ses résultats furent les suivants :

Etats stationnaires 14 ; améliorations 41 ; guérisons 35 ; morts 10.

L'auteur place l'acide fluorhydrique au premier rang dans le traitement de la tuberculose.

Le procédé employé consistait à faire séjourner pendant une heure tous les jours le malade dans une cabine mesurant six mètres cubes d'air saturé d'acide fluorhydrique. Il obtenait cette saturation en faisant passer un courant d'air dans la solution suivante :

Eau distillée. 300
Acide fluorhydrique . 100

Sous l'influence de cette médication, les quintes de toux diminuaient et finissaient par disparaître complètement. Les crachats changeaient de caractère. La dyspnée et les points pleurodyniques diminuaient aussi. Les bacilles ne résistaient pas à cette médication, car l'analyse des crachats faisait constater que ces microorganismes : 1° étaient chaque jour moins nombreux ; 2° ne se segmentaient plus et

3° finissaient pas disparaître des sécrétions. L'état général des malades s'améliorait très vite et en quelques séances (15 à 30), leur aspect physique était devenu satisfaisant[1].

Dujardin-Beaumetz[2] et Chévy se servaient d'une salle spéciale, de 22 mètres cubes, dans laquelle ils faisaient dégager l'acide fluorhydrique dans la proportion de 1 partie d'acide pour 25,000 parties d'air atmosphérique. Ils faisaient vaporiser l'acide dans une cupule de plomb chauffée au bain-marie.

Les tuberculeux séjournaient une heure dans cette atmosphère. Dujardin-Beaumetz n'avance rien sur les résultats ; il se contente de dire que, dans la majorité des cas, ces inhalations n'ont présenté aucun inconvénient pour les malades et que la plupart en ont tiré un certain profit qui a porté surtout sur la diminution de l'expectoration.

Il ajoute que l'acide fluorhydrique est le plus puissant antifermentescible et que, dans ses expériences avec Chévy, il a suffi de quantités infinitésimales d'acide pour arrêter les fermentations.

Si nous examinons maintenant d'après le rapport de M. Hérard, les effets généraux et locaux produits chez les phthisiques par les inhalations d'acide fluorhydriques, nous voyons qu'un des premiers effets de la médication, c'est le retour de l'appétit, la cessation des sueurs, la disparition des vomissements lorsqu'ils existaient ; la diarrhée est plus rarement et beaucoup moins rapidement modifiée.

----

1. Garcin. *Sem. médicale*, p. 371. 1887.
2. Dujardin-Beaumetz. Les nouvelles médications, 8e conférence.

La fièvre se modère, mais disparaît plus tardive-
-ment.

L'amélioration de ces symptômes a pour conséquence l'augmentation de poids du corps.

La dyspnée est un des phénomènes qui s'amendent le plus vite ; la toux change de caractère, elle
est moins tenace. On aurait pu craindre que la respiration d'un acide aussi pénétrant que l'acide fluorhydrique ne déterminât des hémoptysies, il n'en est
rien. L'expectoration se modifie dans sa quantité et
dans sa qualité.

La diminution du nombre des bacilles dans les
crachats marche en général parallèlement avec l'amélioration dans l'état du malade. La disparition complète est plus difficile à obtenir et n'a lieu que tardi-
vement, lorsque s'effectue le travail de réparation des
lésions existantes. Cette réparation est tardive et varie
du reste, avec l'étendue et l'importance des altérations du poumon. C'est au début de la tuberculose,
c'est lorsque les lésions sont limitées, que le traitement par l'acide fluorhydrique, comme du reste tous
les autres médications, a surtout des chances de
réussite.

« En résumé, dit M. Hérard, les inhalations d'a-
cide fluorhydrique possèdent une action thérapeutique incontestable, quand la phthisie n'est pas parvenue à une période trop avancée. J'ajoute qu'elles
sont exemptes d'inconvénients, d'une application facile et que, d'ailleurs, elles peuvent être combinées
avec les médications internes ou externes et surtout
avec le traitement hygiénique, base essentielle de
toute bonne thérapeutique. »

Cette conclusion était bien faite pour encourager les médecins dans cette nouvelle voie; d'autres observateurs, imitant Seiler et Garcin, ont soumis au nouveau traitement un certain nombre de malades. Parmi ceux-là, nous pouvons citer Bucquoy, Léon Petit et Fiaux, Constantin Paul, Bardet, Lépine et Paliard, Moreau et Cochez (d'Alger), Féréol, etc.

Bucquoy, il y a deux ans, avant que ne fût déposé le rapport de M. Hérard, avait soumis aux vapeurs d'acide fluorhydrique six malades de son service d'hôpital; il se servait du simple appareil en gutta-percha. Les résultats obtenus ont été absolument nuls; sur les six malades aucun ne vit s'aggraver son état; mais aucun non plus ne s'améliora bien notablement. Bucquoy n'est pas enthousiaste de la méthode et il pense que ce nouveau traitement de la phthisie est destiné comme tant d'autres à tomber dans l'oubli (Soc. de thérap. Séance du 9 mai 1888).

Dernièrement, Lépine[1] donnait les résultats qu'il avait obtenus sur sept malades soumis aux inhalations fluorhydriques. Comme Garcin, Lépine a fait pénétrer dans la cabine 30 litres et plus d'air chargé d'acide sans le moindre inconvénient. « L'innocuité de ces vapeurs fluorhydriques, dit-il, est aussi complète qu'elle est surprenante. »

Comme malaise, tout ce qu'il a observé, c'est un peu de picotement des yeux et surtout des fosses nasales; quelquefois un peu de céphalalgie. La toux et l'expectoration sont facilitées et par ce fait l'oppres-

---

1. Lépine. Trait. de la phthisie pulm. par les inhal. d'ac. fluorhydrique (*Sem. médic.* — 22 février 1888).

sion est diminuée. Le retour de l'appétit n'a pas été aussi rapide que le dit M. Hérard. Ce symptôme s'est fait attendre plusieurs jours dans les cas les plus favorables.

Sur les sept malades, cinq ont été notablement améliorés; et chez deux d'entre eux, Lépine a noté un amendement des signes physiques.

Dans une seconde série d'expériences faites en collaboration avec son interne, M. Paliard, Lépine ne semble plus considérer l'acide fluorhydrique comme pouvant avoir un effet curatif sur la tuberculose[1].

Il se plaint de la persistance des signes physiques : « *Mes phthisiques survivants*, dit-il, *restent phthisiques, sans amélioration locale et plusieurs ont succombé.* »

Comme amélioration réelle, l'auteur s'en tient maintenant à l'augmentation de l'appétit, qui pourrait s'expliquer peut-être par la pénétration dans l'estomac d'un peu d'acide fluorhydrique. Il établit une certaine analogie d'action entre les acides chlorhydrique et fluorhydrique et il a administré avec quelques succès, à divers dyspeptiques anémiques, deux ou trois cuillerées à bouche par jour d'une solution aqueuse d'acide fluorhydrique à 1 %.

Cette solution est, selon lui, à peu près aussi agréable au goût que l'acide chlorhydrique et vu la parenté chimique des acides fluorhydrique et chlorhydrique, il est assez vraisemblable que le premier peut suppléer au défaut du second.

MM. Moreau et Cochez (d'Alger) ont soumis 60 ma-

---

1. Lépine. Un mot sur l'action eupeptique de l'acide fluorhydrique (*Sem. méd.* — 18 avril 1888).

lades au traitement par l'acide fluorhydrique ; sur ce nombre de malades observés tant à l'hôpital civil qu'en clientèle privée, ils ont eu 28 améliorations ; 4 états stationnaires ; 9 aggravations ; 4 décès ; 11 malades disparus après une ou deux séances ; 4 malades atteints simplement d'asthme ou de catarrhe bronchique. Les résultats sont inférieurs à ceux qui ont été obtenus par Garcin et Seiler, bien que les procédés d'inhalation aient été aussi semblables que possible. Toutefois, ils leur paraissent assez encourageants pour ne pas renoncer à ce nouveau mode de traitement ; s'il n'est pas souverain, il est utile et ne leur a jamais paru nuisible.

Pour Moreau et Cochez, comme pour les premiers observateurs, l'acide fluorhydrique paraît agir en excitant l'appétit, en modifiant la nature de la sécrétion bronchique, et probablement en détruisant les microbes et leurs produits infectieux dans cette sécrétion, sinon dans le tissu pulmonaire lui-même.

Les inhalations sont bien supportées, ne déterminent aucune espèce d'irritation conjonctivale ; c'est tout au plus si elles donnent un peu d'agacement aux dents sans que l'émail soit terni.

Chuquet (de Cannes) n'a jamais vu que les lésions pulmonaires fussent modifiées de façon appréciable par les inhalations fluorhydriques et les tuberculeux caverneux soumis au traitement, n'ont guère paru éprouver les bons effets accusés par les autres malades porteurs de lésions moins avancées.

Il a constaté de plus, que caverneux ou non caverneux avaient toujours avant, pendant et après les inhalations, les microbes de Koch en mêmes proportions.

Loye croit que l'action microbicide de l'acide fluorhydrique est présumable et qu'il ne faut pas trop es-
compter, dans cet acide, une qualité qui n'y réside
peut-être pas.

Féréol, chez une malade qui présentait de grosses
lésions pulmonaires, a obtenu un assez bon résultat
par des séances quotidiennes ou biquotidiennes de
vingt à trente minutes.

On le voit, les résultats obtenus par tous ces
observateurs et sur lesquels nous nous sommes un
peu étendu, sont variables et ne peuvent pas encore
aboutir à une conclusion définitive, pas plus en
faveur que contre cette nouvelle médication.

La question qui commence à trouver des détracteurs sérieux et d'une certaine autorité, laisse encore
matière à étude. Chacun doit faire son possible pour
apporter sa faible part à la science ; car ce n'est
que d'un grand nombre d'observations que pourront sortir des faits positifs ; et si malheureusement
la majorité des résultats est au désavantage de la
médication, il faudra l'abandonner et diriger ailleurs
des recherches qui, bien que difficiles et pénibles,
contribueront un jour à rendre à la santé tant de
malheureux malades.

Nous nous proposons de développer, dans la seconde partie de ce travail, un certain nombre d'observations de malades soumis aux inhalations d'acide
fluorhydrique. Nous renvoyons à ce moment la des-
cription des procédés que nous avons employés et
des appareils que nous avons eus à notre disposition.
Nous parlerons aussi de l'idée qu'a eue M. le D^r Gœtz
et que nous n'avons trouvée décrite nulle part, de

mettre l'acide fluorhydrique en ballons d'une certaine contenance, système de la plus grande simplicité, puisqu'il permet au malade de faire sa séance
d'inhalation sans le secours de personne et à l'endroit qu'il lui convient, même dans son lit.

Nous pouvons déjà dire que les résultats que nous
avons obtenus, s'ils ne sont pas en tous points satisfaisants, ne sont pas décourageants au point de nous
faire abandonner ce mode de traitement.

CHAPITRE II

DES INJECTIONS RECTALES GAZEUSES

Les *injections rectales*, indiquées déjà par Priestley,
furent surtout étudiées par le Dr Bergeon, à qui revient
presque tout l'honneur de cette nouvelle médication.
Elle n'est du reste connue que sous son nom, et,
dès qu'il eut communiqué le résultat de ses premières
observations, chacun voulut se rendre compte des
effets de ce nouveau traitement, et de toute part,
on se mit en devoir de l'expérimenter.

D'après Bergeon [1], cette méthode thérapeutique
repose sur ce principe de physiologie indiqué par
Cl. Bernard, que l'introduction par la voie rectale de
substances même toxiques, n'offre pas de danger

---

1. BERGEON. Injection de médicaments gazeux dans le rectum
(*Ac. des Sc.* — 12 juillet 1886).

tant que l'élimination pulmonaire n'est pas entravée, et sur ce fait qu'on peut injecter, sans inconvénient, de grandes quantités d'acide carbonique dans l'intestin.

Dans une communication [1] faite au Congrès de Toulouse, en septembre 1887, Bergeon étudie l'action physiologique et l'action thérapeutique des lavements gazeux.

L'acide carbonique injecté par le rectum s'absorbe dans la partie inférieure du gros intestin et s'élimine par le poumon ; ce gaz produit un véritable lavage du sang et des organes de la respiration. L'auteur insiste beaucoup sur le fait qu'il ne faut pas employer de gaz impur ou ayant séjourné dans des ballons de caoutchouc ; le gaz, dans ces conditions, ne s'élimine plus par le poumon et produit du météorisme. Il pense que souvent l'impureté du produit est due à des appareils défectueux.

Comme action thérapeutique des lavements gazeux, on obtient une modification de l'état du sang et des organes de la respiration qui se manifeste surtout sur le rhythme respiratoire ; les malades éprouvent une sensation de bien-être ; leur respiration devient plus facile, plus profonde, plus complète (Fræntzel, Chantemesse).

Un second avantage des lavements gazeux, c'est que l'acide carbonique peut devenir le véhicule de médicaments modérateurs des tissus ou microbicides. L'addition d'un agent médicamenteux à l'acide

---

1. Bergeon. De la méthode des lavements gazeux.

carbonique, se constate immédiatement par l'élimination de ce produit. On est forcé de restreindre le
nombre de ces médicaments à cause de l'irritation
qu'ils provoquent sur la muqueuse intestinale ; ce
fait est important, car le lavement gazeux ne peut
agir sur l'appareil respiratoire qu'à la condition de
ne pas provoquer de coliques.

Parmi les médicaments à choisir, Bergeon préfère
l'acide sulfhydrique, et comme Fræntzel, il laisse de
côté le gaz artificiel, car on ne peut obtenir de succès
qu'avec le gaz naturel. Il attribue les insuccès de Dujardin-Beaumetz, Burney Yeo, Spillmann, Pariset, à
l'emploi d'un gaz sulfhydrique impur.

Bergeon n'avait pas de doute sur l'efficacité de sa
méthode et tandis que Fræntzel, plus réservé, disait :
« Il n'est pas impossible qu'on arrive à la guérison »,
Bergeon, plus affirmatif, s'écriait : « On arrive à la
guérison ».

Différents *appareils* ont été construits et utilisés
pour donner les lavements gazeux ; nous allons exposer sommairement les principaux.

Le premier système, imaginé par Bergeon et Morel
et qui porte le nom de *gazo-injecteur Morel*, est très
bon, produit des gaz très purs et évite tout mélange
avec l'air atmosphérique.

Cet appareil consiste en un flacon qui sert à la
préparation et au dégagement du gaz acide carbonique, qui va remplir un ballon de caoutchouc de
contenance variable. Ce ballon est en communication
avec un flacon à deux tubulures, appelé barboteur, et
dans lequel on met de l'eau minérale sulfureuse. Le

gaz chargé des principes sulfureux contenus dans le barboteur est ensuite chassé jusque dans le rectum à travers un tuyau de caoutchouc terminé par une canule en os. Sur le trajet de ce tuyau se trouve une poire en caoutchouc qui permet au malade de régler lui-même l'arrivage du gaz, suivant que la pression de la poire avec la main est plus ou moins énergique et plus ou moins rapide.

Quand on veut remplacer l'eau sulfureuse par une autre substance volatile, telle que du sulfure de carbone, du terpinol, de l'eucalyptol, etc., on ne met que de l'eau pure dans le barboteur et, sur le trajet du tuyau qui va de ce dernier à l'intestin, on interpose un petit tube de verre contenant du coton imbibé de la substance choisie.

Avec cet appareil, Bergeon fait entrer deux fois par 24 heures, dans le rectum, un courant de 4 à 5 litres de gaz carbonique, traversant 250 à 500 grammes d'eau sulfureuse. Il convient de commencer avec des doses plus faibles ; 2 à 3 litres par séance suffisent au début ; on peut atteindre 4 et 6 litres après quelques séances, la dose de 4 litres étant habituellement suffisante et active.

L'heure qui convient le mieux pour administrer l'injection est subordonnée aux repas. On peut commencer soit une heure avant le repas, soit trois ou quatre heures après, pour éviter de provoquer des vomissements alimentaires.

Un autre instrument a été imaginé et présenté à la Société de thérapeutique, sous le nom de *injecteur rectal gazogène*, par M. le Dr Bardet, chef du laboratoire de clinique thérapeutique de Dujardin-Beaumetz, à l'hôpital Cochin [1].

Cet appareil a l'avantage de réunir dans une boîte : 1° le générateur d'acide carbonique ; 2° le réservoir ; 3° le barboteur ; 4° l'injecteur. Tous les tubes de ralliement de ces divers appareils sont réunis sur une seule pièce métallique. Il ne sort de la boîte que la poire de l'injecteur et la canule avec son tube. La canule est en caoutchouc, ce qui la rend moins irritante que les canules en os ou en métal ; elles n'ont que l'inconvénient de s'altérer plus vite.

Pour se servir de l'appareil, on commence par verser dans le barboteur la solution médicamenteuse ; après quoi, on verse dans le générateur une cartouche qui renferme la proportion de sels (acide tartrique et bicarbonate de soude) suffisante pour obtenir 4 litres de gaz ; on ferme le générateur, puis on verse un peu d'eau ; aussitôt le ballon réservoir s'emplit. Lorsque le réservoir est plein, on ferme le robinet de communication qui le relie au générateur, et l'on fait fonctionner deux ou trois fois la poire pour chasser l'air des tubes. La canule étant alors introduite, l'opérateur presse lentement sur la poire, en faisant une poussée toutes les cinq ou six secondes et en poussant *lentement*. La dose maxima de chaque insufflation est de 4 litres, mais on fera bien de s'en tenir tout d'abord à 2 litres, soit à la moitié de la capacité du ballon de l'appareil.

---

1. Paul Le Gendre. Des lavements gazeux comme traitement de la tuberculose des voies aériennes (*Un. méd.* — 18 décembre 1886).

M. Bardet emploie pour obtenir du gaz sulfhydrique pur deux solutions dont voici la formule :

Solution sulfurée.

Sulfure de sodium pur, 10 grammes.

Eau distillée q. s. pour faire 100 cent. cubes.

Cette solution est obtenue en traitant une dissolution de soude pure par l'hydrogène sulfuré *pur,* en ajoutant ensuite un poids de soude égal à celui qui a déjà été employé, puis la quantiié d'eau nécessaire pour arriver au titre indiqué.

Un centimètre cube de ce liquide dégage exactement 10 cent. cubes d'hydrogène sulfuré.

Solution sulfhydrogène.

Acide tartrique 25 grammes,

Acide salycilique 1 »

Eau distillée q. s. pour faire 100 cent. cubes.

Un centimètre cube de cette solution déplace totalement l'hydrogène sulfuré de 1 cent. cube de la précédente solution. Le rôle de l'acide salycilique est d'empêcher la production de la moisissure.

(Il est très important, dans cette préparation, de ne pas employer d'acide minéral, car des vapeurs irritantes seraient certainement entraînées.)

Après avoir introduit dans le barboteur de son appareil 250 gr. d'eau, M. Bardet y verse par parties égales une quantité donnée de chacune de ces solutions.

M. Bardet recommande l'addition d'acide (végétal) même lorsqu'on fait usage d'une eau sulfureuse naturelle renfermant du sulfure de sodium, car l'acide carbonique ne déplaçant que très lentement le soufre, le liquide se trouve rapidement privé de la petite quantité de gaz libre qu'il renferme.

Un litre de la plus chargée des eaux minérales sulfureuses françaises, l'eau de Challes, contient 22 centigr. de soufre à l'état de sulfure de sodium (eau prise à la source); cette quantité de soufre peut fournir environ 150 cent. cubes de gaz sulfhydrique, *lorsqu'on traite l'eau par un acide.*

Il suffit donc de verser dans un litre d'eau 15 cent. cubes de la solution artificielle pour obtenir un litre d'eau au même titre que l'eau de Challes.

Après les appareils de Morel et de Bardet est venu *l'injecteur gazogène du D* Faucher*, qui est de beaucoup le plus simple et qui réunit tout l'appareil dans un flacon unique duquel part le tuyau en caoutchouc terminé par la canule.

Le bouchon en caoutchouc qui ferme le flacon est muni d'un trou dans lequel est maintenu un tuyau métallique ; à l'extrémité supérieure de ce tube s'adapte le tuyau en caoutchouc terminal ; à sa partie inférieure est soudé un réservoir également métallique, de forme cylindro-conique, se trouvant ainsi enfermé dans le flacon.

La partie inférieure libre du réservoir qui plonge dans le liquide du flacon est munie d'un fond mobile fixé par un pas de vis ; la partie supérieure est évasée en forme de godet.

Les parois du réservoir sont munies à leur partie inférieure, près du fond, de petits orifices dont on peut varier le calibre en fermant plus ou moins le couvercle.

L'appareil est mis en fonction de la façon suivante : 1° on remplit le flacon aux trois quarts d'*eau sulfureuse naturelle* ou d'eau simple additionnée d'une pincée de *poudre sulfureuse* (sulfure de calcium) et on y verse une quantité déterminée de *bicarbonate de soude.* 2° On verse dans le réservoir une quantité également déterminée de *bisulfate de soude;* puis, après avoir vissé le couvercle à fond, on le dévisse d'un demi-tour pour laisser les orifices à jour.

Pour faire fonctionner l'appareil, il ne reste plus qu'à faire glisser dans le bouchon la tige du réservoir jusqu'à ce que celui-ci plonge dans le liquide du flacon de trois centimètres environ.

Après quelques minutes, le gaz acide carbonique qui se dégage a chassé l'air contenu dans l'appareil et on peut introduire la canule dans l'anus.

Pour suspendre le dégagement du gaz, il n'y a qu'à élever le réservoir au-dessus du liquide.

Le dégagement sera plus ou moins fort suivant qu'on dévissera plus ou moins le couvercle de façon à découvrir sur une plus ou moins grande étendue les orifices que nous avons indiqués plus haut. On peut encore activer le dégagement en secouant de temps en temps l'appareil ou en l'inclinant légèrement.

Les gaz qui se dégagent dans le flacon passent dans le tuyau métallique par de petits orifices situés sur la partie inférieure de ce tuyau et de là dans le tube en caoutchouc qui les conduit à l'intestin.

Lorsqu'à la place d'eau sulfureuse on veut employer des substances volatiles, on en imbibe un peu de coton qu'on place dans le godet situé à la partie supérieure du réservoir.

Le malade peut faire tous ces préparatifs lui-même très facilement et régler l'arrivée du gaz en pressant plus ou moins le tuyau de caoutchouc.

Cet appareil a le grand avantage d'être beaucoup moins coûteux que les précédents. On trouve aussi des paquets dosés de bicarbonate de soude et de bisulfate de soude, ce qui en rend le maniement très commode pour le malade.

Nous nous sommes servi également de l'appareil de Morel et de l'appareil de Faucher ; nous donnerons plus loin les résultats que nous avons obtenus avec la méthode de Bergeon.

Comme nous l'avons déjà dit, on peut employer divers agents médicamenteux. Les eaux sulfureuses naturelles ont été préconisées par Bergeon, Morel, Fræntzel, Chantemesse. Bardet et Tanret pensent que les eaux sulfureuses artificielles sont tout aussi avantageuses et que, s'il ne s'agit là que d'une question de pureté, la purification, une fois obtenue, le gaz artificiel ne doit pas être plus irritant que le gaz naturel. Cazeneuve est aussi de cet avis. (Congrès des Soc. savantes, 1887.)

Le sulfure de carbone a été expérimenté par Chantemesse, Constantin Paul et Dujardin-Beaumetz, qui en ont obtenu d'assez bons résultats ; cependant Dujardin-Beaumetz lui attribue des phénomènes d'irritation et Constantin Paul cite un cas dans lequel le sulfure de carbone a produit chez la malade des symptômes assez alarmants.

Bergeon a remarqué qu'à la suite de son traitement

on observait une diminution de la toux, un arrêt des sécrétions purulentes, la suppression des sueurs, le retour de l'appétit et l'augmentation du poids du corps ; la cessation de la dyspnée et le relèvement de l'état général.

Ces bons résultats ont été confirmés par Cornil et Chantemesse (Ac. de méd., 19 oct. 1886) : « Dès à présent, s'écriait le prof. Cornil devant l'Académie, on peut dire que les injections rectales d'acide carbonique et d'hydrogène sulfuré constituent une méthode thérapeutique excellente dans la phthisie ; on doit l'accueillir avec d'autant plus de faveur que la thérapeutique est plus désarmée en face de cette affection. »

Chez neuf malades, Chantemesse a noté une augmentation de poids rapide et la diminution de la toux et de l'expectoration. Cependant les crachats contenaient toujours des bacilles de la tuberculose, les malades restaient tuberculeux.

De Lamallerée [1] s'annonce comme partisan des lavements gazeux, non seulement pour la phthisie, mais encore pour la bronchite, la bronchopneumonie, la grippe, la coqueluche, l'asthme, la fièvre des foins, etc., en un mot pour toutes les affections pulmonaires. Il est satisfait des résultats que cette méthode lui a donnés ; il insiste aussi sur les précautions à prendre en ce qui concerne la pureté des gaz et il conseille de choisir un gaz carbonique provenant des sources minérales.

Il a fait de nombreuses expériences sur les tuber-

---

1. *Annales de méd. thermale* (5 août 1887).

culeux traités par la méthode Bergeon. L'inoculation
à des poules de crachats de tuberculeux traités n'a
pas produit de tuberculose ; il avance même, sans
se prononcer d'une façon rigoureuse, que les poules
avaient reçu par là une certaine immunité et pouvaient ensuite résister à l'inoculation de crachats de
tuberculeux arrivés au troisième degré et non traités.

Hamon du Fougeray (*Gaz. des hôpitaux*, 12 février
1887) a obtenu de bons effets de la méthode. Chez
trois malades, il a noté la cessation de la toux et de
l'expectoration sanglante. Dans la thèse de Paul Le-
comte, qui est une étude inspirée par Dujardin-Beaumetz et conforme aux conclusions de cet observateur,
nous apprenons que c'est l'acide carbonique et l'hydrogène sulfuré qui ont paru le plus efficace, le terpinol ayant donné cependant de bons résultats ; l'eau
sulfocarbonée et l'eucalyptol ayant par contre provoqué le plus souvent de l'irritation intestinale. L'auteur ne considère l'acide carbonique que comme
agent anesthésique, et ses recherches dans les crachats ont toujours confirmé la persistance des bacilles.

Motheau (Th. de Paris) a soumis au traitement une
vingtaine de malades dont il rapporte les observations. Dans les formes apyrétiques avec lésions limitées, la méthode a donné des résultats favorables ;
dans les phthisies à allure fébrile, rapide, les résultats ont été nuls.

Dans une discussion à la Société de médecine de
Lyon (10 et 17 juin 1887), Boudet parle dans le
même sens. Son exposé est une critique de la méthode ; sur douze malades qu'il a observés, cinq ont

mal supporté le traitement, cinq fébricitants n'ont eu aucune amélioration, deux malades seulement, apyrétiques, paraissent s'en être bien trouvés. Boudet considère la fièvre comme une contre-indication et pense que la méthode n'est applicable que dans les phthisies à forme lente, torpide.

Fræntzel est d'un autre avis : sur huit malades traités, quatre sont devenus apyrétiques en peu de temps. Il en est de même de A. de la Roche (*Lyon méd.*, 28 nov. 1886), qui a constaté chez quinze tuberculeux traités, la cessation rapide de la fièvre, la diminution des crachats et la suppression des sueurs ; « quelquefois, remarque-t-il, les injections amènent de la diarrhée et des coliques assez vives pour obliger à renoncer au traitement », fait également observé et mentionné par Féréol (Soc. de thérap., déc. 1886). Dans une étude sur l'action des injections rectales, Szerlecki (*Lyon méd.*, 30 janv. 1887), attribuant l'action curative du traitement au mélange d'acide carbonique et de vapeurs médicamenteuses, propose de remplacer les lavements par la respiration d'une atmosphère artificielle contenant 1 % d'acide carbonique et 0,0005 d'acide sulfhydrique. Il pense qu'on arrivera par là à des résultats aussi avantageux.

Maurice Dupont préfère les inhalations aux injections et attribue tous les bons effets aux propriétés de l'acide carbonique.

Cette dernière conclusion ressort aussi des recherches de Spillmann et Parisot, qui ne mettent en ligne de compte que l'action anesthésique de l'acide carbonique (Soc. de Biologie, 15 déc. 1886). Ces deux auteurs sont loin de préconiser la méthode et ils la considèrent comme ne présentant aucune supériorité sur les autres.

Peyron et G. Sée déconseillent plutôt le traitement vu da toxicité de l'hydrogène sulfuré. Le premier de ces observateurs a produit chez des chiens la mort en quelques minutes avec 50 centimètres cubes d'une solution saturée d'hydrogène sulfuré.

Parmi les médecins étrangers qui ont expérimenté le système de Bergeon, nous remarquons J. Solis Cohen, qui a tiré de bons effets de l'emploi de l'eau sulfureuse naturelle ; Edward-T. Bruen (*Med. News*, 2 avril et 2 juillet 1887) qui ne déconseille pas la méthode qu'il considère comme un adjuvant précieux dans le traitement de la phthisie. Il administre quatre litres et demi de gaz deux fois par jour et se sert indifféremment de l'eau sulfureuse artificielle et de l'eau sulfureuse naturelle de Sharon-Spring. Chez 37 malades traités, il a obtenu l'amendement des principaux symptômes : la diminution de la toux et de l'expectoration, la suppression des sueurs et l'abaissement de la température ; pour lui, les effets sont plutôt sédatifs que curatifs.

Dans un cas, Trudeau a obtenu des résultats très satisfaisants. Malheureusement, les bacilles ont persisté dans les crachats. Une expérience assez intéressante montre que le traitement n'est pas antibacillaire. L'auteur a fait passer le gaz dans des cultures sans les incommoder le moins du monde, puisque les mêmes cultures ont pu servir à des inoculations.

Shattuck et Jackson ont observé des symptômes toxiques, tels que nausées, vomissements, céphalées, diarrhée, collapsus. Pour éviter de pareils accidents, ils font chauffer la solution sulfureuse. Le seul avantage qu'ils en ont tiré a été la diminution de l'expectoration.

Pepper et Griffith (*Med. News,* 2 juillet 1887) ont soumis 34 malades aux injections rectales. Les résultats notés par ces observateurs n'ont pas été très satisfaisants et les ont engagés à ne pas conseiller la méthode.

S. Perret, qui a employé les injections d'acide carbonique et d'eucalyptol sur 18 malades, n'a pas remarqué une grande amélioration dans certains cas, il y a même eu aggravation. L'action sur le microbe est nulle ; et le seul point avantageux que l'auteur ait noté est une modification de l'expectoration. Il considère le traitement comme palliatif et non comme curatif, conclusion à laquelle paraît être arrivé le promoteur de la méthode lui-même qui la regarde seulement comme un agent efficace de soulagement. Du reste, Forskeimer a obtenu des résultats utiles avec de simples injections rectales d'air, agent auquel Bergeon attribuait au début tous les accidents. Ewald et Ballet vont peut-être un peu loin en rapportant les améliorations à un effet de suggestion !

Bergeon [1] ne mentionne pas des améliorations seulement du côté des lésions pulmonaires ; mais il cite encore des cas de guérison de tuberculose laryngée au moyen des injections rectales qu'il préfère au traitement local, long, douloureux et souvent infructueux.

___

1. BERGEON. Acad. de méd. — Séance du 2 novembre.

Il obtient la cessation rapide des douleurs de la gorge, la disparition des spasmes et la cicatrisation complète des ulcérations en un temps relativement court.

Malheureusement, Cadier et Ruault, deux laryngologistes distingués, ne sont pas de son avis et n'ont jamais rien obtenu de cette méthode, pas même de l'amélioration.

Dans la même séance de l'Académie de médecine, où Bergeon proposait sa méthode comme traitement des ulcères laryngés, il la conseillait aussi dans les cas de tuberculose à forme rapide.

« Dans ce cas, dit-il, l'usage des lavements gazeux fait tomber rapidement la température, le chiffre des pulsations et amène en quelques jours la disparition des sueurs et une telle diminution de l'expectoration et de la toux, que les malades se considèrent comme guéris après 15 ou 20 jours de traitement. En prolongeant l'usage des lavements gazeux, on arrive sinon à la guérison de la maladie, du moins à l'arrêt de son évolution.»

Nous ne ferons que mentionner encore Ménéau, Daremberg, Crane (de Chicago), Thieme, Petit, qui n'ont pas tiré de grands avantages de ce mode de traitement.

En résumé, on peut dire que le nombre des partisans du système de Bergeon se réduit à peu, parmi les nombreux et sérieux expérimentateurs de la méthode ; beaucoup sont loin de la conseiller ; ceux qui lui reconnaissent quelque utilité sont tous du même avis, c'est qu'elle n'a aucune action curative, et qu'elle ne détruit en aucune façon le bacille tubercu-

leux, comme le prouve suffisamment l'expérience de
Trudeau que nous avons citée plus haut.

Nous avons nous-même soumis au traitement par
les injections rectales d'acide carbonique et d'hydrogène sulfuré 21 malades tuberculeux aux différents
degrés de la maladie.

Sur ces 21 malades, 8 avaient des lésions du premier degré ; 8 étaient arrivés au deuxième degré ; les
5 autres étaient porteurs de cavernes plus ou moins
nombreuses et étendues.

Les malades qui ont été réellement améliorés sont
au nombre de 5, et ce sont ceux qui avaient les lésions
les moins avancées ; même chez l'un d'entre eux,
nous n'avons jamais trouvé la présence du bacille
dans les crachats. Nous ne pensions pas à de la tuberculose, mais à une dilatation bronchique ; le seul
symptôme inquiétant que présentait ce malade, était
une expectoration très abondante qui devenait très
gênante pour le patient ; son état général n'en était
cependant pas fortement incommodé. Ayant remarqué que le traitement de Bergeon avait une certaine
influence sur ce symptôme, nous avons décidé d'y
soumettre notre jeune malade qui était âgé de onze
ans et demi. Nous nous sommes servi de l'appareil de
Faucher.

D'heureuses modifications ne tardèrent pas à se
manifester du côté des bronches et bien que jusque-là
les divers traitements n'eussent pas réussi à diminuer
cette sécrétion bronchique abondante, on put voir,
sous l'influence des injections rectales d'acide carbonique et d'acide sulfhydrique, la courbe de l'expectoration s'abaisser progressivement.

TRAITEMENT PAR LE SYSTÈME BERGEON (APPAREIL FAUCHER)

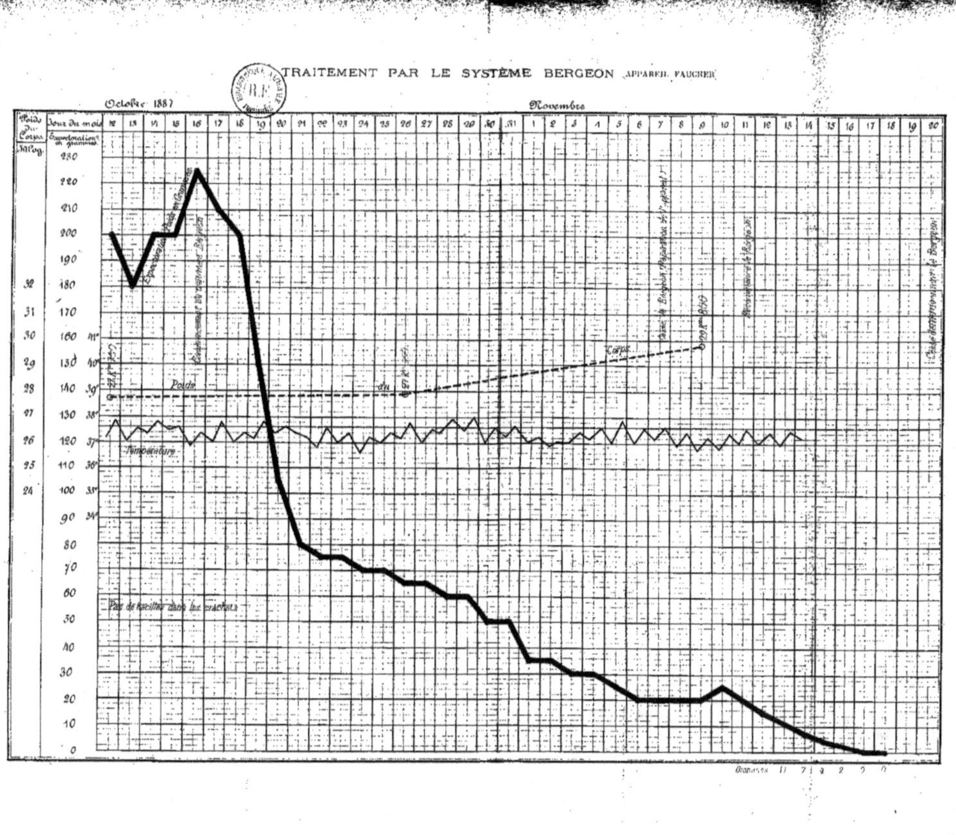
Octobre 1887
Novembre

Les crachats étaient pesés chaque jour avec soin ;
au début du traitement, la quantité par 24 heures
s'élevait à 225 grammes ; après 6 jours de traitement,
on n'obtenait déjà plus que 80 grammes. A partir de
ce moment, la diminution journalière fut moins sensible, mais continuellement régressive.

Fait curieux à signaler, un jour que l'on dut suspendre le traitement pour faire réparer l'appareil,
l'expectoration augmenta de nouveau, d'une quantité
minime, il est vrai, mais suffisante pour éveiller
l'attention.

Trente-six séances suffirent pour obtenir la cessation de l'expectoration et en même temps un amendement considérable des symptômes pulmonaires.
Les râles humides, nombreux au début et occupant
la moitié supérieure des deux poumons, avaient disparu pour faire place à quelques ronchus disséminés.
Et tous ces symptômes ne reparurent pas après la
cessation du traitement, pendant tout le temps que
nous avons pu suivre le malade.

Nous renvoyons le lecteur à la courbe elle-même,
qui est plus instructive que toutes les explications
qu'on peut encore donner de ce cas que nous considérons à juste titre comme intéressant au point
de vue des modifications bronchiques que procure
le traitement de Bergeon, modifications qui ont
déjà été signalées par nombre d'observateurs, et qui
montrent le parti qu'on peut tirer des injections rectales dans quelques affections pulmonaires, notam-
ment dans la bronchite chronique et dans l'asthme
essentiel ; nous avons encore à mentionner deux succès dans le traitement de cette dernière affection.

Mais revenons à nos tuberculeux que ce malade nous avait fait oublier à dessein pendant quelques instants.

Malheureusement, les résultats obtenus chez eux ne sont pas aussi brillants, malgré un nombre considérable de séances et bien que nous nous fussions entouré de toutes les précautions indiquées par l'auteur.

Nous avons noté dans quelques cas des coliques assez violentes et du ballonnement ; dans un cas, sans cause appréciable, le malade a été pris subitement de malaise général, de céphalalgie avec tendance au collapsus.

Dans les quatre cas où nous avons observé une amélioration, nous n'avons jamais constaté la régression des symptômes stéthoscopiques. Le relèvement de l'état général, le retour de l'appétit et l'augmentation du poids, la diminution de la toux et de l'expectoration ; voilà ce que nous avons remarqué. Trois autres malades du premier degré et deux du second sont restés stationnaires. Chez six malades du deuxième degré, les lésions pulmonaires ont continué à progresser lentement. Les cinq malades du troisième degré sont morts en un temps plus ou moins long, soit pendant, soit après le traitement, par aggravation continuelle de tous les symptômes.

Nous n'avons jamais noté la disparition, ni même la diminution des bacilles dans les crachats.

Les formes très fébriles nous ont paru plutôt s'aggraver sous l'influence du traitement, et nous n'avons en tout cas jamais vu la chute de la fièvre, si légère qu'elle fût, par la seule action des injections rectales.

Trois de nos malades présentaient en outre des lésions tuberculeuses laryngées qui ne subirent aucune modification heureuse, tant subjectivement qu'objectivement, malgré un traitement prolongé.

L'énumération de ces résultats, que nous avons donnée aussi rapide que possible, ne nous permet pas de conclure en faveur de la méthode du Dr Bergeon. Nous pensons que l'on obtiendra tout autant d'autres traitements plus faciles et moins coûteux.

CHAPITRE III

DES PULVÉRISATIONS

Nous ne nous arrêterons pas à ce mode de traitement que nous ne faisons que signaler ; il est, du reste, complètement abandonné et ne peut être comparé aux inhalations auxquelles il est bien inférieur.

Une longue explication n'est pas nécessaire pour démontrer que les substances médicamenteuses que l'on envoie sous forme de fines poussières n'arrivent pas jusque dans l'intérieur du poumon. Ces substances s'arrêtent toujours à la partie supérieure de l'arbre bronchique et, par conséquent, leur action locale est nulle.

Le Dr Miguel[1] prétend cependant avoir tiré de bons

---

1. Dr MIGUEL. Des antiseptiques. (*Annuaire de l'observatoire de Montsouris*, 1884, p. 563.)

résultats de la pulvérisation du mélange suivant :

Biiodure de mercure . . . — 50 centigr.
Laudanum de Sydenham . . 10 grammes.
Eau distillée . . . . . . 1000 »

CHAPITRE IV

DES INJECTIONS

Nous diviserons ce chapitre en *injections sous-cutanées* et en *injections intraparenchymateuses*.

1° Des injections sous-cutanées. — Un certain nombre de substances ont été employées en injections sous-cutanées pour combattre la tuberculose pulmonaire ; l'*eucalyptol* paraît avoir eu la préférence et nous allons d'abord passer en revue ce qui a été écrit à ce sujet.

Nous ne pouvons mieux faire que de reproduire ici ce qu'en dit P. Chéron dans son travail sur les nouveaux traitements de la phthisie[1]. L'eucalyptol a été d'abord utilisé en injections sous-cutanées par Roussel, Ball et Dujardin-Beaumetz. Les résultats obtenus ont été contrôlés par Ley, Laplane, Balzer, Habert, Bouveret et Péchadre, Cénas, Biot, Pons, etc.

La plupart des médecins se sont servis comme

---

1. Paul CHÉRON. (*Union médicale*, 5 avril 1888).

dissolvant du corps appelé *huile de vaseline médicinale*. Le titre des solutions employées est variable :
$1/5$ (Laplane), $1/4$ (Cénas, Bouveret et Péchadre), jusqu'à $1/2$ (Dujardin-Beaumetz). Roussel avait d'abord
employé comme excipient l'huile d'olive dans la proportion de 2 d'huile pour 1 d'eucalyptol.

Ley a essayé successivement les huiles d'olive, de
sésame, d'œillette et d'amandes douces et s'est arrêté
à l'huile d'arachide non comestible, décolorée d'abord
par les rayons solaires, puis blanchie, purifiée et
complètement neutralisée par la filtration sur le noir
animal et par la chaleur.

Les récentes recherches de Balzer et Klumpke
viennent justifier la préférence pour les huiles végétales. Il semble, en effet, que, quoi qu'on en ait dit,
l'huile de vaseline n'est pas absorbée et reste inerte
et indifférente dans les tissus, où elle peut même
s'opposer un peu à l'absorption des substances qu'on
lui incorpore. On retrouve l'huile collectée en boules
dans les foyers récents et, dans les plus anciens, il
y a de l'induration et des petites hémorrhagies avec
inflammation des vaisseaux et du tissu conjonctif.

Tous les auteurs sont d'accord pour ne pas dépasser 1 gr. d'eucalyptol par jour. Bouveret et Péchadre
sont allés cependant jusqu'à 1,60 et 2 gr. par jour.
La dose de 1 gr. est même trop forte pour beaucoup.
Laplane injecte 20 centigr. tous les deux jours ;
Cénas 75 centigr. au maximum ; pour Biot, une dose
quotidienne de 25 centigr. ou au plus de 50 centigr.
en deux fois, est largement suffisante dans la plupart
des cas.

Pour éviter les accidents locaux, il faudrait que

l'eucalyptol fût absolument pur, ce dont il est bien difficile au médecin de s'assurer. Il serait nécessaire, pour se mettre dans les meilleures conditions, d'employer une seringue de celluloïde, la tête du piston et les montures des aiguilles étant faites de la même substance. Les aiguilles d'acier trempé, doivent être longues afin de pouvoir pénétrer profondément.

Les expérimentateurs ne s'entendent pas sur le lieu à choisir pour faire l'injection. Tandis que les uns préconisent la paroi abdominale antérieure (Cénas), d'autres préfèrent la fesse dans la région rétrotrochantérienne.

En fait, il semble bien difficile d'éviter sûrement la douleur et l'induration. Quand on agit avec précaution, les abcès paraissent fort rares. Sur 21 malades traités par Ball [1], 6 sont morts, 10 se sont améliorés et 5 étaient encore en traitement au moment de la communication. Chez l'un de ces derniers, Ball avait noté la disparition des bacilles dans les crachats. Comme résultats, il avait obtenu la cessation des sueurs, la diminution de la toux, de l'expectoration et de la diarrhée ; dans un cas il y eut des accidents gastralgiques. Mais, peu de temps après, Dujardin-Beaumetz, qui avait d'abord obtenu de bons effets des injections d'eucalyptol, montrait beaucoup moins d'enthousiasme. Pour lui, l'eucalyptol n'agit que sur l'expectoration en la diminuant et il ne fait pas disparaître les bacilles ; de plus, il n'est pas exempt de dangers. Les travaux plus récents, ainsi que nous allons le voir, n'ont pas permis d'en appeler de ce jugement.

---

1. BALL. *Bulletin de l'Acad. de méd.* (2ᵐᵉ série, tome 27, nᵒ 12.)

Tout d'abord on a établi que, si l'élimination de l'eucalyptol commence rapidement, elle est longue à se terminer. De plus, quand on dépasse les doses faibles, il se produit de la gêne thoracique, de la congestion céphalique, de la dyspnée ; cette dernière peut apparaître dès le début du traitement par diminution de l'expectoration (Dujardin-Beaumetz). Quand il y a des cavernes, la dyspnée se produit facilement et la fièvre se modifie peu (Ley). Dans la phthisie fébrile, ou au début de la tuberculose, le médicament serait plutôt contre-indiqué, comme aussi quand la maladie est caractérisée par des infiltrats caséeux disséminés, quand elle procède par poussées broncho-pneumoniques.

Dans ces conditions, en effet, il pourrait favoriser l'apparition des poussées congestives (Cénas).

C'est surtout dans la phthisie lente, apyrétique, avec prédominance du catarrhe bronchique, que l'on observe de bons effets. La tendance aux hémoptysies doit faire rejeter le traitement (Bouveret et Péchadre).

Ces derniers auteurs[1] ont soumis à ce traitement 15 tuberculeux pendant 30 à 40 jours. S'ils n'ont pas eu d'abcès, ils ont remarqué un empâtement du tissu cellulaire et de la douleur au niveau de l'injection. L'odeur du médicament arrivait dans la bouche déjà après quelques minutes, ce qui prouve une absorption rapide. Les malades éprouvaient de l'excitation, des maux de tête et une sensation de chaleur dans la poitrine. La plupart refusaient de continuer le traitement.

1. BOUVERET ET PÉCHADRE. Les injections sous-cutanées d'eucalyptol dans le traitement de la phthisie (*Lyon médical.* — 13 février 1887).

Les auteurs arrivent à la conclusion que les résultats sont nuls, plutôt mauvais chez les malades fébricitants ; que le traitement est sans action sur la fièvre et sur les bacilles, qu'il détermine parfois des poussées aiguës et que dans les formes apyrétiques, où il y a eu une amélioration, les résultats ne sont pas sensiblement supérieurs à ceux obtenus par les autres modes de traitement.

« Quand l'action thérapeutique se produit, elle est très rapide, dit Cénas ; le lendemain, quelquefois le soir même, les quintes de toux sont moins fréquentes, la respiration plus libre, les accès pseudo-asthmatiques moins intenses ; l'expectoration diminue beaucoup et devient muqueuse. Après 10 à 20 jours, il y a une grande amélioration locale et générale. »

Le médecin qui semble s'être le mieux trouvé de l'eucalyptol pur est Durand (de Lyon). Il l'injecte à fortes doses pendant 8 ou 10 jours quand il commence à traiter un phthisique.

L'amélioration peut manquer ; de plus, elle serait temporaire (Cénas) ; enfin, même quand elle se produit, il faudrait (Ley) interrompre de temps à autre la médication.

En effet, au bout d'un certain temps, le malade se dégoûte, perd l'appétit, a quelquefois de l'excitation cérébrale, montre, en un mot, de l'intolérance.

On a adjoint à l'eucalyptol de l'iodoforme à la dose de 0,0125 par seringue, et Ley a conseillé, au bout de 15 à 20 jours, de le remplacer par de la térébentine, du terpinol. Ce dernier corps s'est montré complètement inefficace dans les mains de Cénas.

Chabannes et Perret[1] ont fait des expériences destinées à rechercher sur le bacille tuberculeux l'action de la solution d'eucalyptol à 5 % ; ils sont arrivés à la conclusion que l'action microbicide de cet agent est nulle ; tous les auteurs sont à peu près du même avis.

Nous avons nous-même soumis dernièrement à ce traitement six tuberculeux. Toujours, les malades voyaient venir avec anxiété le moment de l'injection, qui a constamment produit une douleur locale immédiate sur une étendue de 5 à 6 centimètres de diamètre ; autour de l'endroit piqué, se formait un empâtement, puis une induration des tissus sous-jacents avec des douleurs assez persistantes, s'exaspérant par la pression. Ces phénomènes se produisaient quel que fût le lieu d'élection de la piqûre et malgré toutes les précautions prises ; les injections pratiquées sur les membres inférieurs étaient même assez douloureuses pour gêner les malades dans la marche.

Chez un de nos malades, en particulier, il se produisit des nodosités de la grosseur d'une noisette au niveau de chaque piqûre ; ces petites tumeurs étaient de consistance assez dures, légèrement fluctuantes. Pendant six semaines, aucun changement n'étant survenu dans l'état de la peau et la régression ne se faisant pas, nous nous sommes décidé à les inciser ; à notre grand étonnement, nous avons recueilli un liquide absolument analogue à celui que nous avions

---

1. Chabannes et Perret. *Lyon médical* ; Soc. des Sc. méd. — 3 avril 1887).

injecté et dont l'odeur aromatique indiquait suffisamment la nature. La quantité était à peu de chose
près la même et chose assez curieuse, l'examen microscopique ne nous a pas décelé la plus petite trace
de pus. Nous étions édifié sur la manière dont notre
solution avait été absorbée et nous n'avions plus
d'étonnement à constater le peu de résultats que
nous avions obtenus. Chez ce malade, en effet, nous
n'avons observé de modifications ni du côté de la
toux, ni du côté de l'expectoration. L'appétit laissa
toujours à désirer, la fièvre et les sueurs nocturnes
ne cessèrent pas, la diarrhée persista et les lésions
pulmonaires, loin de s'amender, allèrent toujours en
progressant et la mort ne tarda pas à emmener le
malade.

Chez deux autres phthisiques, la marche de la maladie fut à peu près la même et la terminaison
également fatale. Sur les trois malades qui ne succombèrent pas, deux du deuxième degré sont restés
stationnaires et n'éprouvèrent que les inconvénients du
traitement ; un seul parut s'améliorer légèrement au
point de vue subjectif ; il est vrai qu'il était tout à
fait au début et qu'il ne présentait pas de symptômes alarmants. L'expectoration était peu abondante, la fièvre était nulle et malgré le traitement,
la toux resta quinteuse et les bacilles ne disparurent
pas des crachats. Nous n'osons même pas mettre
cette amélioration sur le compte de l'eucalyptol, car
nous avons souvent vu se relever l'état général de
nombreux malades par le seul fait du séjour à l'hôpital. Aussi n'avons-nous pas songé à pousser plus
loin nos recherches sur ce mode de traitement dont les

inconvénients nous ont paru dépasser de beaucoup les avantages que l'on pouvait espérer.

Après les injections d'eucalyptol viennent celles d'*acide phénique* qui ont sourtout été employées par Filleau et Petit[1]. Leurs expériences leur ont démontré que, étant donné le milieu de culture le plus fertile, l'acide phénique est le seul antiseptique qui ait réussi à le rendre impropre à l'évolution du bacille à la dose de 3 % environ. Ils se servent de seringues contenant 2,5 ; 5 et 10 centimètres cubes et conseillent d'enfoncer l'aiguille d'un seul coup, perpendiculairement à la surface épidermique et jusqu'à la garde. Les lieux d'élection pour les piqûres sont la région rétrotrochantérienne et le tronc, principalement sur les côtés. A la face antérieure du thorax, on choisit un espace intercostal et on enfonce l'aiguille moins perpendiculairement. Les seringues doivent être démontées et lavées tous les jours à l'alcool, puis passées dans une dissolution d'hydrate de chloral ; après chaque piqûre on flambe les aiguilles que l'on plonge ensuite dans l'alcool phéniqué jusqu'au moment de s'en servir.

Il ne faut employer que l'acide phénique pur, neigeux et pousser lentement la solution légèrement chauffée.

Actuellement, après avoir employé les solutions aqueuses, MM. Filleau et Petit semblent s'être arrêtés aux préparations suivantes :

1° Phénol . . . . 10 grammes.
Huile d'olive stérilisée . . 50 »
Vaseline liquide médicinale 40 »

---

1. FILLEAU ET PETIT. Sur le traitement de la phthisie (Broch. Paris). Cité par P. Chéron (*Un. méd.* — 5 avril 1888).

2° Phénol absolu . . . . . . 20 grammes.
    Huile stérilisée 50   »
    Vaseline liquide 30   »

Les doses varient avec les indications, mais elles peuvent être portées sans accident jusqu'à 200 gouttes de la première et 100 de la seconde solution, soit un gramme d'acide phénique en vingt-quatre heures. La moyenne oscille entre 20 et 60 centigrammes par jour.

Meunier[1] a remarqué que le phénol se dissout dans son poids d'eucalyptol ; cette solution est persistante quand on ajoute de la vaseline. On peut donc faire des solutions de phénol à 1, 2, 3 . . . 25 % dans la vaseline à la condition d'ajouter 1, 2, 3. . . 25 % d'eucalyptol.

Meunier s'est arrêté au titre de 5 % et ajoute 1 % d'iodoforme.

MM. Dujardin-Beaumetz et Sapelier ont expérimenté les injections d'acide phénique. Ils ont noté le réveil de l'appétit, la diminution de la toux et de l'expectoration, la cessation des sueurs nocturnes.

Mais il peut se produire des accidents d'intoxication, dont les premiers sont la céphalalgie frontale, l'agacement des dents ; viennent ensuite les vertiges, la coloration noir-verdâtre des urines, etc. Le plus souvent, les injections sont irritantes ; enfin, certains malades ne peuvent supporter le traitement. Il faut

---

1. Albin MEUNIER. De l'emploi de la vaseline dans les injections hypodermiques antiseptiques (*Bulletin général de thérapeutique,* — 15 janvier 1887).

Albin MEUNIER. Nouvelles formules d'antiseptiques injectables *Bulletin général de thérapeutique.* — 30 janvier et 28 février 1887).

toujours faire attention à l'état des reins qui jouent un grand rôle dans l'élimination.

Ley (Société de médecine pratique, 17 mars 1887) préconise aussi l'acide phénique qu'il associe à l'iode et à l'iodoforme, et qu'il donne aux doses de 0,30 à 0,60 centigrammes par jour. Il fait la solution dans l'huile d'arachide stérilisée.

Durand (de Lyon), après avoir injecté pendant huit à dix jours de l'eucalyptol iodoformé ou non, le remplace par le phénol avec ou sans iodoforme, dès que les crachats ont diminué. Il sature son malade puis espace les injections.

Cependant, tout le monde est loin d'être d'accord sur la valeur de l'acide phénique dans la tuberculose, car d'après de Renzi (*Il Morgagni*, décembre 1887), il n'a montré aucune efficacité dans les recherches cliniques et expérimentales. Il est vrai que dans ces dernières, de Renzi employait des vapeurs.

Villi a conseillé les injections sous-cutanées d'*acide sulfureux* dissout dans la vaseline.

Dariex [1], qui les a expérimentées, les a trouvées très douloureuses, inférieures aux inhalations et conseille d'y renoncer.

L'iodoforme, dont la valeur antiseptique a été récemment très discutée, a été surtout employé en injections sous-cutanées en même temps que l'eucalyptol ou le phénol.

Nous n'avons pas à insister sur son usage dans les tuberculoses autres que celles du poumon.

---

1. DARIEX. De l'action de l'acide sulfureux en inhalations et en injections hypodermiques dans le traitement de la tuberculose (*Thèse de Paris.* — 15 décembre 1887).

Gosselin[1] (de Caen) a expérimenté ce corps sur les animaux. D'après ses recherches, quand on donne l'iodoforme à un lapin après l'inoculation tuberculeuse, on arrête l'évolution des bacilles qui reprennent leur activité quand on cesse le traitement; il en est de même quand on l'emploie au début, plus tard on n'obtient rien. Enfin, sa valeur prophylactique est négligeable et Raymond et Arthaud lui dénient toute utilité préventive.

C'est aussi l'avis de Jeannel, que ses recherches ont conduit aux conclusions suivantes : Chez le lapin inoculé de la tuberculose, le traitement par l'éther iodoformé, appliqué sous forme de traitement local précoce, — de traitement local et général précoces et combinés, — de traitement général précoce ou retardé, s'est, jusqu'ici, montré inefficace.

Semmola et Chiamorelli l'ont cependant employé avec succès à l'intérieur; le premier a été jusqu'aux doses de 40 et 50 centigr. en 24 heures par pilules de 5 centigr. en doses fractionnées; le second n'a pas dépassé 10 centigr.

On observe la diminution de la toux et de l'expectoration, la diminution de la fièvre, due probablement à la désinfection des produits septiques sécrétés, l'amélioration de l'état général.

Malheureusement il se produit souvent de l'intolérance gastrique.

Aussi Rummo, Sormani, Drechfeld, etc., ont-ils préféré l'iodoforme en inhalations.

Les injections de *terpinol* ont été employées par

---

1. GOSSELIN (de Caen). Etudes sur la tuberculose (I. 34).

Dujardin-Beaumetz en solution à 50 % dans la vaseline médicinale, mais il n'a obtenu que des résultats
incertains.

A. Meunier conseille d'employer successivement
l'eucalyptol, le phénol, l'iode et l'iodoforme. Comme
solution d'iode, il se sert de la formule suivante :

Iode . . . . 1 gramme.
Vaseline liquide . . 100 »

Deux injections de 2 gr. 50 par jour.

Il faut, dit-il (Revue génér. de cl. et de th. 1887, 14),
traiter le malade pendant quinze jours à l'eucalyptol,
puis pendant quinze jours au phénol, quinze autres
jours à l'iode, enfin quinze jours à l'eucalyptol iodoformé pour recommencer la série.

De tout cela nous pouvons conclure, malgré les
quelques bons résultats obtenus, que la méthode des
injections ne rentre pas dans les traitements curatifs
de la phthisie et qu'elle ne tardera pas à être abandonnée comme le sont déjà depuis longtemps les injections intrapulmonaires dont nous allons nous occuper.

2° Des injections intraparenchymateuses. — Elles n'ont
pas eu le même retentissement que les autres espèces
de médication. Le nombre des observateurs est lui-
même très restreint et leur enthousiasme ne paraît pas
avoir été de longue durée ; car actuellement, ceux
qui avaient mis la chose en avant n'en parlent plus
et ont cessé de pratiquer ces injections.

On était parti de l'idée qu'on pourrait plus facilement juguler le mal en agissant directement sur la
lésion. C'est dans les hôpitaux de Berlin qu'on fit les

premières tentatives, dans les services de Leyden et
Fræntzel, où les résultats obtenus ont été déplorables bien que, d'après Hiller [1], assistant de Leyden,
on se fût mis dans les conditions les plus favorables
au succès.

L'idée première remontait déjà à Baghiri, à plusieurs années en arrière ; on n'y avait pas attaché
grande importance tout d'abord, mais elle fut remise
en honneur par Mosler en 1873 ; puis étudiée plus en
détail l'année suivante par William Pepper.

Les expériences de Mosler [1] ont été faites sur des
phthisiques avancés, et cependant les malades n'en
éprouvèrent pas d'inconvénients, ils en obtinrent
même une modification heureuse de quelques symptômes très pénibles.

La méthode de Mosler est une sorte d'empyème
pulmonaire. L'auteur pratique une incision ou une
ponction sur la paroi costale, au niveau de la caverne
à traiter, afin d'y introduire une canule à demeure.

Le but de cette méthode est de favoriser l'écoulement au dehors des produits sécrétés dans l'excava-
tion, et de rendre possible l'injection des liquides
désinfectants, tels que permanganate de potasse,
teinture d'iode, acide phénique.

L'auteur a renoncé aux irrigations qui amenaient
de l'oppression et de la fièvre, et s'est arrêté aux
inhalations par la canule au moyen d'un pulvérisateur ; ces inhalations sont très bien tolérées.

Quand il se produit des hémoptysies, on les arrête

1. HILLER, *Zeitschrift für Therapie.* (1888 n° 13.)
2. MOSLER (de Greifswald). Berlin. Klin. Wochens. (1873 n° 43.)

très vite en pulvérisant du perchlorure de fer.

L'autopsie d'un des malades de Mosler a montré que la canule était bien parvenue au sein du tissu pulmonaire excavé ; et l'auteur émet l'idée que tôt ou tard on arrivera à traiter les infiltrations pulmonaires comme les autres tumeurs parenchymateuses, par des injections médicamenteuses.

Les résultats de Pepper[1] ne paraissent pas moins décourageants. Il n'a jamais observé d'inconvénients et a obtenu la diminution de la suppuration ; la modération des phénomènes d'hecticité et des dangers d'autoinfection ; la cicatrisation et la rétraction des cavités ; en un mot une grande amélioration des phénomènes locaux et généraux.

Gouguenheim[2] pratique des injections au niveau du premier ou du deuxième espace intercostal. Les solutions de sublimé qu'il emploie sont de $1/2000$, $1/1000$ et $1/500$ quand les excavations sont considérables. Il injecte une seringue de Pravaz pleine, soit des doses de sublimé variant de $1/2$ milligramme à 2 et 3 milligrammes. Comme effet, la ponction ne produit pas de douleur ; la toux est rare, et souvent on observe un amendement notable des signes physiques, même sans amélioration de l'état général ; sur 33 malades traités, l'auteur a noté 21 résultats favorables.

Moins heureuses ont été les expériences de Lépine

---

1. W. PEPPER. Traitement local des cavernes pulmonaires. (*The American Journal of the med. sc.* Octobre 1874.)

2. GOUGUENHEIM. Traitement de la tuberculose par les injections intraparenchymateuses de sublimé. (*Soc. méd. des Hôpitaux*, 8 janvier 1886.)

7

et de Truc [1]; ces deux observateurs, après avoir fait des essais préliminaires chez les chiens, ont expérimenté chez les tuberculeux avec des injections de quelques gouttes à 15 et 20 centim. cubes d'une solution au 50° ou au 25° d'alcool à 90° créosoté.

S'ils n'ont pas observé d'accidents sérieux, ils n'ont jamais obtenu de résultats bien marqués. Quatre fois il se produisit de l'emphysème sous-cutané et deux fois une petite poussée pneumonique. Ils sont arrivés aux conclusions suivantes :

1° Les injections faites loin du hile à travers les deux premiers espaces intercostaux n'ont eu d'autres résultats fâcheux qu'une douleur non constante et parfois une légère élévation de température.

2° Dans aucun cas les injections n'ont exercé d'action défavorable sur la marche de la tuberculose, même dans le cas de lésions avancées.

3° Dans les cas de lésions avancées, il ne faut pas faire d'injections, les résultats étant nuls.

4° Les injections créosotées chez les sujets à lésions peu avancées ont été suivies d'une certaine amélioration subjective et objective.

Malgré cela, les auteurs font des réserves sur la valeur curative de ce traitement, même dans les cas les plus favorables.

Dieulafoy a employé une vingtaine de fois des injections de glycérine phéniquée sans succès ; toujours il a provoqué des quintes de toux fort douloureuses.

------

1. LÉPINE et TRUC. Des injections intraparenchymateuses dans la tuberculose. (*Lyon méd.*, 3 mai 1885.)

Si nous prenons maintenant le bulletin de thérapeutique générale du 24 février 1883, nous y trouvons une critique sévère de ce mode de traitement à
propos des expériences faites à Berlin dans les services de Leyden et Fræntzel. Nous avons déjà dit que
les résultats obtenus avaient été déplorables.

« On avait choisi des malades dont l'état général
était encore très satisfaisant, qui avaient conservé
bon appétit, de l'embonpoint et des forces, qui pouvaient encore se promener en plein air et chez lesquels l'examen de la poitrine autorisait à admettre
l'existence d'une lésion pulmonaire peu avancée. De
plus, ces malades étaient soumis à une alimentation
fortifiante, à l'usage de l'huile de foie de morue, de
l'alcool, du phosphate de chaux en décoction. Avec
cela, on a fait sur eux des expériences véritablement
dangereuses, consistant à *injecter* directement dans
les poumons, à travers un espace intercostal et à l'aide
de la seringue de Pravaz, des substances irritantes,
réputées antiparasitaires, telles que l'alcool, le sublimé, l'acide borique, l'acide salycilique, l'acide
arsénieux, l'iodoforme, le brome, etc.

Quelques malades ont été améliorés, mais cette
amélioration trouve une explication suffisante dans
le régime réparateur et les bonnes conditions d'hygiène dans lesquelles ils se trouvaient placés, d'après
ce qui a été dit plus haut. La plupart des tuberculeux qui ont fait l'objet de ces expériences s'en sont
fort mal trouvés. Les injections poussées directement
dans les poumons sont très douloureuses, au point
que beaucoup de malades ont refusé de s'y soumettre
après un premier essai. »

Quand la substance injectée est douée de propriétés irritantes, son contact avec la muqueuse des bronches provoque de violentes quintes de toux qui peuvent avoir pour résultat une hémoptysie grave ; un des malades dont parle M. Hiller, en a fait la triste expérience. Pourtant, le sublimé était employé à l'état de dilution extrême ($^1/_{1000}$). Ces injections de sublimé ont eu d'autres conséquences fâcheuses, c'est-à-dire des symptômes d'intoxication mercurielle : stomatite, salivation, anorexie, goût métallique, diarrhée, prostration.

Sous forme d'inhalation et de pulvérisation, le sublimé, toujours en solution très étendue, n'a pas même été supporté, et son efficacité a été nulle dans des cas de tuberculose laryngée, où, cependant, la substance parasiticide venait en contact direct avec les foyers d'invasion des germes infectieux.

Il importe d'ajouter, que de toutes les substances parasiticides employées dans le cours de ces recherches cliniques ou toxicologiques, comme on voudra, c'est le sublimé qui a donné les résultats les plus satisfaisants ; que, malgré l'intolérance manifestée par la plupart des malades à l'égard des injections de sublimé poussées directement dans les poumons, 19 tuberculeux ont résisté pendant six semaines durant lesquelles on leur a fait en tout quarante injections. De ces 19 malades, 5 sont morts au bout de très peu de temps. Quelques-uns ont éprouvé une amélioration qui n'était pas plus franche que celle que l'on voit se produire chez des tuberculeux avancés, mis au repos et à un régime fortifiant.

L'inutilité du traitement a été reconnue, d'ailleurs,

par ceux-là même qui ont eu l'idée de ces expériences. Hiller déclare, en propres termes, qu'avec aucune de ces substances parasiticides employées, il n'a été possible d'enrayer la lésion pulmonaire dans sa marche, ni d'obtenir la disparition des bacilles contenus dans les crachats.

Avec un peu de sévérité, on pourrait être tenté d'attribuer une part à l'action toxique de la médication, dans la mortalité hâtive qui frappa un certain nombre de tuberculeux traités par les injections intraparenchymateuses de sublimé.

Il est incontestable, en tout cas, que dans une maladie comme la tuberculose chronique, dont le véritable danger réside dans l'atteinte portée à l'état général, des accidents d'intoxication mercurielle ne peuvent qu'aggraver la situation des malades ; sans compter que, dans un cas mentionné par Hiller, le traitement par les injections parenchymateuses de sublimé fut réellement homicide. »

Ce jugement n'a pas besoin de commentaire et, quoique sévère, il n'en est pas moins vrai.

Le traitement par les injections intraparenchymateuses n'a été que purement expérimental et n'a jamais présenté d'avantages assez sérieux pour le faire prendre en considération.

Il est à supposer qu'il a pris fin et qu'on ne s'en occupera plus désormais que pour le blâmer.

CHAPITRE V

DE LA MÉDICATION INTERNE ANTISEPTIQUE

Créosote. — C'est sans contredit à la *créosote* que revient l'honneur d'avoir tenu le plus longtemps sur le terrain de la thérapeutique de la phthisie pulmonaire. Employée longtemps avant la découverte du bacille tuberculeux, elle n'a pas moins continué après, à rendre des services à ceux qui s'en sont servi.

Ce fut Reichenbach qui, le premier en 1833, l'administra, dans la phthisie pulmonaire, comme antihémoptysique et comme agent curateur. Les succès obtenus par Reichenbach furent confirmés par Granjean et Miguel (1834), Rampold (1837), Verbeck (1852). Mais bientôt des contradicteurs ne tardèrent pas à s'élever contre ce médicament et à le déclarer dangereux.

Martin Solon n'eut pas de chance ; pas un de ses 13 malades traités ne survécut.

Kœhler et Pétrequin (de Lyon) virent la maladie empirer sous l'influence de la créosote. Des hémoptysies, des troubles des voies digestives, des vomissements, des sueurs, un affaiblissement progressif ; voilà les fâcheux résultats auxquels ils étaient arrivés ; aussi le silence ne tarda-t-il pas à se faire sur cette médication pendant plusieurs années.

Elle ne fut remise en honneur que depuis 1877, après les travaux de Bouchard et Gimbert, qui attri-

buèrent les accidents observés à la mauvaise administration ou à l'impureté du produit.

Pour ces auteurs, la solution créosotée doit être
complète et fortement étendue; c'est ce que fait ressortir aussi le Dr Sarran, qui blâme l'administration
de la créosote sous forme de pilules, de capsules,
d'émulsion ou de solution concentrées; car, dans
ces cas, la créosote peut se séparer sous forme de
gouttelettes qui, arrivant au contact de la muqueuse
du tube digestif, produisent des cautérisations dans le
pharynx, l'œsophage, l'estomac et provoquent par ce
fait les accidents signalés par Kœhler et Pétrequin.
Les dissolvants de la créosote indiqués par Bouchard
et Gimbert sont l'alcool et l'huile.

Debove ne conseille pas l'huile de foie de morue
créosotée qui, en dégoûtant le malade, amène chez
lui des troubles digestifs qu'il faut surtout éviter chez
des tuberculeux et qui détruiraient les bons effets de
la créosote. Sarran préfère la solution hydroalcoolique
à laquelle il conseille d'ajouter du chlorhydrophosphate
de chaux comme succédané de l'huile de foie de
morue.

Bouchard et Gimbert ont traité 93 malades, et toujours la médication a été avantageuse dans tous les
cas du premier degré, dans plus de la moitié des
cas du deuxième degré et dans le tiers des cas du
troisième degré.

Ces 93 malades se répartissent de la façon suivante : 25 guérisons apparentes, 29 améliorations
sans modification des signes physiques, 18 insuccès,
21 morts.

La dose a varié de 0,40 à 0,60 centigrammes de créosote par jour.

En maintenant le traitement pendant longtemps, les auteurs ont observé comme effets : une diminution de l'expectoration et de la toux, le retour de l'appétit et des forces, l'arrêt de la consomption et l'augmentation du poids, la disparition des sueurs, de la fièvre et des vomissements quand il y en avait. A l'auscultation ils ont noté la diminution des râles et ont obtenu l'induration et la condensation du tissu pulmonaire, ce qu'ils ont appelé *guérison apparente*.

Pour Gimbert et Bouchard, la créosote modifie, diminue ou tarit la sécrétion bronchique, consécutivement fait disparaître la toux, améliore l'état local, empêche la résorption purulente et agit par contre-coup sur l'état général. Son action est topique et antiputride.

Ces résultats ne sont certes pas à dédaigner, surtout quand on considère le chiffre imposant de 5000 tuberculeux traités avec la créosote par Sommerbrodt pendant une période de neuf années. Les effets obtenus par cet observateur viennent confirmer ceux de Bouchard et Gimbert. Il a vu les lésions peu avancées rétrocéder et des ulcères laryngés se cicatriser sous l'influence du traitement. Il considère l'époque menstruelle comme une contre-indication à l'emploi de la créosote qui a pour effet d'augmenter les règles.

Sommerbrodt administre la créosote de la façon suivante : Il fait prendre à ses malades des capsules gélatineuses contenant

Créosote. . . . . . . gram. 0,05
Baume de tolu. . . . » 0,20

Il fait commencer avec 3 capsules pendant les huit premiers jours, il ajoute une capsule chaque semaine jusqu'à la quatrième ; puis il donne 6 capsules pendant deux mois pour arriver à 9.

Nous ne sommes pas partisan de cette méthode, qui consiste à donner la créosote en capsules pour les raisons indiquées plus haut.

Frœntzel compte aussi parmi les partisans de la créosote.

Sormani et Pellacani sont d'un avis contraire et, à la suite d'expériences faites sur des lapins, ont émis l'idée que, sous l'influence de la créosote, les manifestations tuberculeuses accusaient une marche plus rapide et une intensité plus grande.

Le fait a été étudié chez des animaux ; pour notre part, nous n'avons jamais vu chez l'homme ces phénomènes se produire.

Le Dr Wyss[1] (de Genève) se fait le détracteur de ce mode de traitement dont il considère les bienfaits comme très problématiques et dont il dit n'avoir jamais obtenu que des résultats négatifs.

Nous avons nous-même soumis de nombreux malades à ce traitement pendant un temps plus ou moins long avec la formule employée par notre maître, le professeur Revilliod :

Créosote.	x à xx gouttes.
Liqueur de Pearson .	xx »
Cognac	20 grammes.
Sirop de noyer. . .	30 »
Eau	100 »

---

1. Dr Wyss. La phthisie est-elle curable ? — 1838.

On met une cuillerée à soupe de cette solution dans un verre d'eau deux fois par jour et le malade le boit à petites gorgées dans la journée.

La dose de créosote peut être augmentée progressivement sans le moindre inconvénient.

Nous avons entre les mains trente observations de malades aux différents degrés traités avec cette méthode. Si nous ne pouvons citer de guérisons, nous pouvons du moins affirmer une amélioration notable chez les malades du premier et du second degré; disparition des sueurs nocturnes, retour progressif de l'appétit et des forces, augmentation du poids, diminution plus ou moins marquée de la toux et de l'expectoration. Dans deux ou trois cas, ces symptômes disparurent complètement.

Chez les tuberculeux caverneux, les résultats ne furent pas brillants, et, malgré un amendement léger et passager des signes subjectifs, la maladie n'en continua pas moins sa marche progressive pour arriver à l'issue fatale.

Nous n'avons malheureusement jamais noté la disparition du bacille dans les crachats, excepté chez deux malades du premier degré dont l'expectoration était devenue nulle et l'examen par le fait impossible.

Nous nous sommes servi depuis quelque temps du principal composant de la créosote, le *guayacol*, proposé dernièrement par le Dr Sahli, de Berne. Si, dans certains cas, il a remplacé avantageusement la créosote, il nous a paru souvent plus irritant que cette dernière substance, quoique la dose fût la même, et nous avons observé des troubles du système digestif que ne nous a jamais donnés la créosote.

A la suite de nos expériences, nous osons dire que, tant que l'on n'aura pas trouvé un remède *curatif* de la maladie et que nous serons obligés de nous en tenir aux remèdes purement palliatifs, comme ils le sont tous encore actuellement, la créosote restera dans le domaine de la thérapeutique de la phthisie pulmonaire; car elle rentre dans les médicaments dont l'administration est simple et facile, surtout dans la pratique privée, et elle donne des résultats qui ne sont pas inférieurs à ceux des autres médications auxquelles on peut, du reste, parfaitement l'adjoindre.

Créosote (Méthode intensive). — Cette méthode, qui a été imaginée par M. le Dr Bourget, pharmacien de l'Hôpital de Genève, consiste à saturer le malade de créosote.

On lui prescrit à l'intérieur une solution alcoolique de créosote dont la formule est la suivante :

En été. Créosote . . . . 2 à 3 grammes.

Arséniate de soude . . . . 4 centigr.

Vin de quinquina au malaga . . . . 500 grammes.

A prendre deux petits verres par jour, au moment des repas.

En hiver, l'huile de foie de morue étant mieux supportée, on peut prescrire

Huile de foie de morue . . 500 gr.

Créosote . . . . 2 à 4 gr.

A prendre deux à trois cuillerées à soupe par jour. En outre, on frictionne le malade tous les soirs sur le thorax, en avant et en arrière et surtout sous les bras, avec la pommade suivante :

Créosote . . . . . 10 gr.
Lanoline . .
Axonge. . . . } ââ 50 gr.
Huile d'olive }

Le malade aura soin de tenir ses couvertures jusqu'au cou ; de cette façon, il se trouvera dans son lit baigné des vapeurs de créosote qui pénètreront par la perspiration cutanée, et en même temps par la respiration.

De plus, le malade aura un inhalateur permanent qu'il emploiera à chaque instant dans la journée et gardera pendant la nuit.

Cet inhalateur se compose de deux petits tuyaux à l'extrémité desquels se trouve du papier buvard qu'on imbibe d'une ou deux gouttes de créosote ; on place cet appareil dans les narines et l'air inspiré se sature des vapeurs de créosote. Il existe de ces inhalateurs tout prêts en celluloïde ; on peut en préparer soi-même avec deux morceaux de tuyau de caoutchouc dans lesquels on roule du papier à filtrer.

Cette méthode est d'une application facile et est très bien supportée.

Nous n'avons soumis qu'un seul malade à ce traitement et nous sommes satisfait des résultats déjà obtenus. Le malade est encore actuellement en observation et son état s'est déjà passablement amélioré.

Nous avons choisi une tuberculose du second degré, celles du premier degré s'améliorant en général

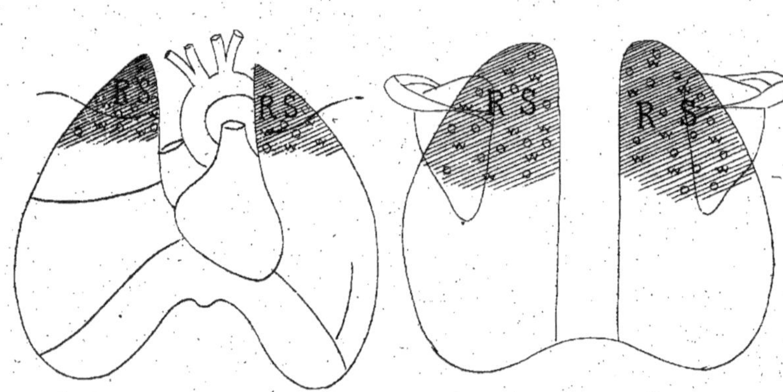

Avant le traitement

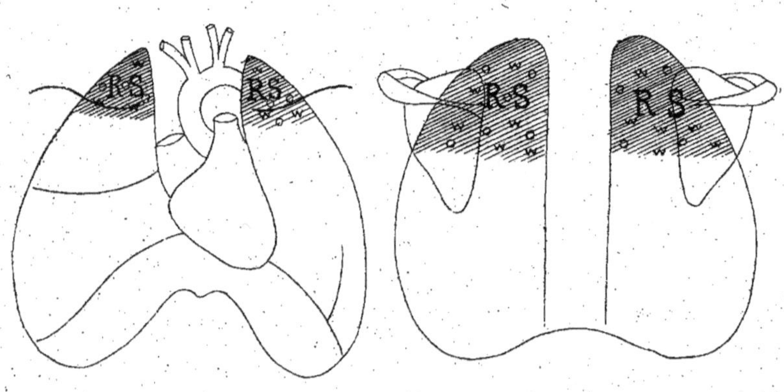

Après un traitement d'un mois

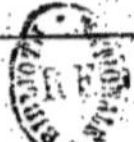

assez facilement sous l'influence de n'importe quel traitement, quand les conditions hygiéniques sont bonnes.

OBSERVATION 5.

J. C. est un homme de 37 ans, assez bien constitué, amaigri, qui n'accuse aucun antécédent tuberculeux. Il a toujours joui d'une bonne santé jusqu'en 1885, époque à laquelle il fut soigné pour une pleurésie gauche dont il ne se remit complètement qu'au bout de cinq mois. Depuis, il se trouva de nouveau bien portant, à part une petite toux sèche et un peu d'oppression qui persistèrent et revinrent à intervalles plus ou moins éloignés.

Au mois de janvier 1887, le malade eut un refroidissement pour avoir couché dans une chambre humide ; il ressentit alors des points entre les deux épaules et dans le côté droit ; il commença à tousser et à cracher de plus en plus. Trois mois plus tard apparurent des sueurs nocturnes qui forcèrent le malade à changer de linge pendant la nuit.

C'est à ce moment que le malade entra à l'hôpital.

La toux est fréquente et l'expectoration abondante, l'appétit et les forces ont diminué ; la température est élevée le soir et les sueurs nocturnes abondantes.

A l'examen de la poitrine, on constate de la matité au sommet dans les fosses sus et sous-épineuses, sus et sous-claviculaires des deux côtés.

A l'auscultation, l'on entend en avant et à gauche de nombreux craquements et des râles humides, dans la fosse sous-claviculaire, la respiration est soufflante au même niveau.

Quelques râles humides s'entendent dans la fosse sous-claviculaire en arrière et à gauche ; dans les fosses sus et sous-épineuses, la respiration est soufflante, accompagnée de nombreux râles humides et de craquements.

A droite, les signes stéthoscopiques sont les mêmes qu'à gauche, toutefois un peu plus accentués (Voir le Schéma.)

Les crachats contiennent de nombreux bacilles.

En résumé, nous avons une infiltration tuberculeuse des deux sommets avec commencement de ramollissement.

Après quelques jours d'expectation, nous soumettons le malade au traitement intensif par la créosote.

Ce qui nous a d'abord frappé, c'est la facilité avec laquelle il fut supporté par le malade.

Voilà la formule de la solution que nous lui avons donnée :

Créosote . . . . . 2 gr.
Rhum . . . . . . 50 —
Sirop de tolu . . 30 —
Eau . . . . 70 —

A prendre une cuillerée à soupe par jour dans un verre d'eau.

Après une dizaine de jours de traitement, nous notons un retour de l'appétit, la cessation des sueurs nocturnes, la chute de la fièvre ; la diminution de l'expectoration et de la toux qui avaient augmenté les trois premiers jours ; la disparition des points de côté.

Depuis un mois que le malade suit ce traitement, tous ces symptômes se sont encore améliorés ; la toux, qui est beaucoup moins fréquente et moins forte, reste cependant le symptôme le plus accusé.

Le poids, qui était de 56 kilogr. avant le traitement, a baissé de 500 gr. en dix jours et est remonté progressivement à 60 kil. 200, qui est le poids actuel.

Les symptômes physiques ont peu changé, la matité est toujours la même ; les râles humides ont cependant beaucoup diminué, on n'en entend presque plus.

Les craquements et la respiration soufflante ont persisté aux deux sommets.

Notons que nous n'avons observé aucun accident
consécutif à l'emploi de la créosote sous ces différentes formes.

Il est certain que nous ne pouvons compter ce
malade parmi les guéris ; mais nous pouvons dire
qu'il est en voie d'amélioration ; et nous espérons
qu'il n'en restera pas là.

Un seul cas ne suffit pas, il est vrai, pour permettre de conclure ; nous continuerons nos recherches
dans cette voie ; mais il nous semble, de prime abord,
qu'en tant que l'on veut administrer la créosote,
cette méthode est préférable, du fait qu'elle agit plus
rapidement par la plus grande quantité de créosote
absorbée, qu'elle ne présente pas d'inconvénient et
est facilement supportée.

Aussi nous permettons-nous de la recommander,
désireux que nous sommes de connaître les résultats
qu'elle pourra donner en d'autres mains.

Iodoforme. — L'iodoforme à l'intérieur, sous forme
de pilules, paraît avoir donné de bons résultats entre
les mains de Ransome[1] qui en a étudié l'influence
sur le poids des phthisiques.

C'est à la suite des essais faits sur les lésions tuberculeuses externes qu'on pensa modifier les lésions
pulmonaires de même nature à l'aide de cette substance. Nous avons vu au chapitre des inhalations que
l'iodoforme avait donné d'assez bons résultats ; ses
effets à l'intérieur ne paraissent pas aussi concluants.

---

1. RANSOME. (*Brit. méd. Journ.* Janvier 1884.)

la dose ne pouvant être suffisante et les accidents
d'iodoformisme étant toujours à redouter.

Le professeur Potain a proposé des pilules contenant à la fois de l'iodoforme et de la créosote ; sa
formule, composée d'une façon assez bizarre, est la
suivante :

> Créosote . . . . . 3 gr.
> Iodoforme . . . . 0,50 centigr.
> Extrait thébaïque . . 0,25 —
> Baume de tolu . . . 2 gr.
> Térébentine du mélèze. 2 —
> Gomme adragante . . 1,50
> Gomme arabique . . 3 gr.
> Magnésie . . . . . 6 —

Pour 100 pilules.

C'est un tout-y-va dont le prix élevé est inabordable à
certaines bourses dans la pratique privée ; chose qui
mérite d'être prise en considération.

Nous faisons, à propos de la forme pilulaire employée par Potain, la même remarque que nous avons
faite au sujet des capsules créosotées de Sommerbrodt.

D'un autre côté, la présence des résines dans leur
composition constitue des pilules excessivement dures et rend leur absorption très difficile, pour ne pas
dire impossible.

Nous avons traité avec ces pilules une vingtaine
de malades qui n'en ont retiré aucun résultat. Malgré l'ingestion de 6 à 8 pilules par jour, nos malades
ne voyaient diminuer ni la toux, ni l'expectoration.

Nous n'avons pas tardé à trouver l'explication de cet insuccès. Dans les selles, en effet, nous avons plusieurs fois retrouvé les pilules intactes, à peine déformées. Nous en avons fait prendre à des malades dont la mort n'était pas éloignée, et à l'autopsie nous nous sommes convaincu du fait cité plus haut et pour lequel le malade aurait pu être accusé de supercherie ; les pilules étaient encore toutes dans le tube digestif, échelonnées de l'estomac jusqu'au rectum.

Le fait était concluant, aussi avons-nous fait modifier la composition des pilules ; et, sans ces substances résineuses, de toute inutilité, avons-nous constaté que l'absorption se faisait facilement et complètement.

Nous avons, malgré cela, abandonné cette manière d'administrer la créosote, qui est des plus désagréable au malade. Quant à l'iodoforme, la dose nous paraît bien faible pour donner quelque résultat.

Iode. — L'iode est considéré comme un antiseptique puissant, il modifie profondément les tissus et les sécrétions et il facilite la respiration (Grancher). On peut le prendre sous différentes formes ; en teinture à la dose de quelques gouttes dans un peu d'eau ou de tisane.

Il existe un certain nombre de plantes alimentaires qui en contiennent une proportion plus ou moins forte ; le cresson est de toutes la plus employée ; Guéneau de Mussy faisait prendre tous les matins à ses malades 120 à 150 grammes de jus de cresson ; Gendrin prescrivait le sirop antiscorbutique.

8

La forme pilulaire a été conseillée dernièrement par M. Hérard [1], qui prescrit :

> Iode . . . . . 0,015 milligr.
> Extrait de noyer . 0,20 centig.
>
> Pour une pilule.

Suivant l'auteur, ces pilules sont très bien supportées, même à dose élevée, pourvu qu'elles soient prises au moment des repas.

Leur emploi dans la tuberculose devait nécessairement découler de leur utilité incontestable dans la scrofule. L'action antivirulente de l'iode, récemment démontrée par de nombreux faits expérimentaux et cliniques, est aujourd'hui un motif de plus pour engager les praticiens à recourir à cette médication.

Hérard considère l'iode comme un antiseptique de premier ordre, qui agit puissamment sur les sécrétions de la muqueuse bronchique et qui rend la respiration plus facile, plus libre.

Menthol. — Cette substance [2], après avoir été utilisée dans la diphtérie par Cutter, Rabow et Salisbury, fut recommandée dans la tuberculose pulmonaire par Rosenberg [3], qui l'employa en inhalations et à l'intérieur sous forme de pilules ou de cachets médicamenteux à la dose de 3 à 6 gr. par jour.

---

1. M. HÉRARD. *Sem. médic.* 14 mars 1888.
2. Dr WYSS. La phthisie est-elle curable ? p. 51.
3. ROSENBERG. Le traitement de la phthisie par le menthol. (*Thérap. Monat.* n° 3, 1887.)

Langgaard prescrit les pilules suivantes :

Menthol 2 gr.
Gomme arabique } ââ 1 gr.
Sucre
Eau distillée q. s.

Pour 20 pilules.

Chaque pilule contient 0,10 centigr. de menthol.

Térébentine. Terpine. — La térébentine, en s'éliminant par les voies respiratoires, modifie l'expectoration ; elle diminue le nombre des inspirations et amène parfois la cessation des hémoptysies.

La terpine, que l'on en a extraite, paraît avoir des propriétés beaucoup plus actives et mérite de prendre place à côté de la créosote (Grancher et Hutinel). La terpine, que nous avons peu employée dans la tuberculose pulmonaire, nous a souvent rendu des services dans les cas de bronchite chronique.

Pour administrer les antiseptiques, Albin Meunier, nous l'avons vu, avait préparé des véhicules permettant de les introduire par voie hypodermique. Comme ces injections sous-cutanées ne sont applicables que par le médecin, il fit préparer des capsules à base de phénol, de menthol, d'eucalyptol, d'iodoforme, pouvant s'administrer par l'estomac à des doses très actives et rapidement absorbées sans danger pour le malade.

Cette dernière méthode est recommandée par P. Durrant[1], qui conseille de combiner les différents

---

1. P. Durrant. *Sem. méd.* — 1887. — n° 50.

médicaments ; c'est ainsi qu'il fait préparer des capsules de *phénol iodoformé*, *d'eucalyptol phéniqué*, *d'eucalyptol phéniqué-iodoformé*, etc. ; on peut modifier chaque semaine, par exemple, la combinaison antiseptique employée.

Suivant l'auteur, ces médicaments auraient, sous cette forme, une action très favorable sur la marche de la tuberculose ; comme antiseptiques, ils arrêteraient l'évolution du bacille et, comme balsamiques, diminueraient les quintes de la toux ; transformeraient la nature des sécrétions ; feraient disparaître l'oppression. L'imprégnation de l'organisme est instantanée, ce que prouve l'odeur de l'haleine et de l'urine. Ce traitement, à la dose de 1 à 3 capsules au moment des repas, est parfaitement toléré et ne fatigue pas l'estomac.

« Il améliore toujours et guérit souvent », dit Durrant. La guérison est la règle si la maladie n'est pas à sa période ultime.

Quoique donné par un journal scientifique, cet article nous paraît avoir l'air un peu trop réclame, et nous laissons à chacun le soin de juger de son importance.

Nous ne faisons que mentionner le *mutesia viciafolia*, arbrisseau de la famille des composées sur lequel le Dr Sace de Cochabamba (Bolivie) appelle la sérieuse attention des médecins. Cette plante jouit, paraît-il, de temps immémorial chez les Indiens, de la réputation de guérir radicalement la phthisie.

L'*euchristine*, comme le mutesia, est aussi un de ces remèdes plus populaires que scientifiques, sur lesquels nous ne voulons pas nous attarder bien que nous ayons un malade qui a été traité quelque temps par les pastilles d'euchristine dont il n'a retiré aucun bénéfice.

Phosphate de cuivre. — Ce médicament a été préconisé par A. Luton [1]. L'emploi du cuivre sous forme de phosphate permet de triompher de l'intolérance qui était un des écueils de l'usage de ce médicament. Luton donne le phosphate de cuivre à l'état naissant en faisant un mélange d'acétate de cuivre (un centigramme) et de phosphate de soude cristallisé (cinq centigrammes), ce qui est la dose initiale quotidienne pour un adulte.

L'auteur dit en avoir obtenu d'excellents résultats ; il ne nie même pas la possibilité de guérison chez les caverneux.

L'utilité de ces divers médicaments est plus ou moins contestable ; aussi, n'allongerons-nous pas davantage cette liste déjà chargée. Si quelques-uns de ces agents ont donné des résultats favorables, ils ne doivent pas faire négliger ce que nous allons étudier sous le titre de modificateurs du terrain ; car il ne faut pas oublier que ce chapitre joue un grand rôle dans le traitement de la tuberculose.

Si l'on cherche par tous les moyens possibles à détruire le bacille tuberculeux, il faut avant tout lui offrir un terrain défavorable à son développement ; il faut augmenter la résistance de l'organisme jus-

---

1. LUTON. Tuberculose et phosphate de cuivre (*Un. méd. du N.-Est.* — 15 février 1887).

qu'à ce qu'on ait trouvé, comme pour le charbon et la rage, ainsi que le dit Dujardin-Beaumetz, un virus atténué qui, par son inoculation, préserve l'homme du développement des bacilles.

CHAPITRE VI

MODIFICATEURS DU TERRAIN

Ce chapitre est certainement un des plus importants dans le traitement de la phthisie pulmonaire. Tout ce qui peut contribuer à relever l'état général des malades peut être rangé sous le titre de *modificateur du terrain*. Cette partie du traitement ne doit en aucun cas être abandonnée au profit d'une médication purement antiparasitaire. Il faut chercher à détruire le bacille, il est vrai ; mais, à côté de cela, il faut empêcher la déchéance progressive, la consomption que l'on appelait autrefois plus particulièrement *phthisie* ; le malade peut rester tuberculeux, mais il faut, à tout prix, qu'il ne devienne pas phthisique dans le sens vrai du mot. Pour arriver à ce but, nous avons à notre disposition trois grands facteurs qui sont :

1° *Les médicaments d'épargne et nécrophytiques.*

2° *La suralimentation.*

3° *L'air.*

1° MÉDICAMENTS D'ÉPARGNE ET NÉCROPHYTIQUES.

Parmi les médicaments qui ont pour but de modifier l'organisme en augmentant sa vitalité et par suite sa résistance à l'action du microbe, nous étudierons l'*arsenic*, le *soufre*, le *phosphore*, le *chlorure de sodium*, l'*huile de foie de morue* et son principe actif, le *morrhuol*, la *glycérine*, le *lait*, le *koumyss* et le *kéfir*, l'*alcool*.

L'arsenic a été de tout temps utilisé en France dans le traitement de la tuberculose, non comme antiparasitaire, mais pour relever l'état général et aider l'individu dans la lutte contre la maladie ; on le trouve à côté de noms d'une certaine autorité, tels que ceux de Trousseau et Pidoux, Guéneau de Mussy, Isnard (de Marseille), Jaccoud, etc.

La découverte du bacille n'a en rien modifié l'administration de l'arsenic qui n'agit pas directement contre la cause de la maladie comme a voulu le démontrer Büchner.

Cet auteur s'est fait le partisan d'une théorie particulière connue sous le nom d'*arsénisation systématique* et dont il prétend retirer les effets les plus avantageux.

Pour arriver à prévenir l'implantation du microbe, à augmenter la résistance de l'individu afin d'empêcher la germination de ce microbe, et enfin à provoquer une sorte de stérilisation du terrain qui reçoit le microgerme, Büchner a cherché un agent médicamenteux produisant un état d'irritation nutritive des tissus où vit le microbe, une réaction inflammatoire qui aurait pour conséquence la destruction du bacille.

L'arsenic lui a paru remplir ces conditions et c'est

dans ce but qu'il propose de l'administrer systématiquement pour *provoquer une irritation formatrice et
nutritive de tous les tissus et de toutes les cellules.*

Au moyen de ce traitement, l'auteur a observé de
notables améliorations ; la disparition des principaux symptômes : sueurs, dyspnée, toux, expectoration, fièvre.

La dose quotidienne employée est de 2 à 10 milligrammes.

Ce système a été imité par Kempner, de Berlin, qui
dit en avoir obtenu de bons résultats, surtout au
point de vue de l'appétit et de l'augmentation de
poids. Il ne voit pas l'avantage de la méthode sur
l'atropine pour modifier les sueurs, et il note en
plus des troubles gastriques d'intoxication.

Eap Burton, Bing de Bonn, Stintzing de Munich,
Ziemsen ne paraissent pas favorables à cette médication suivant la méthode de Büchner et attendent,
pour se prononcer, des observations plus complètes
et plus rigoureuses.

Au point de vue antiparasitaire, nous considérons
le rôle de l'arsenic comme nul, mais nous avons la
ferme conviction que son usage dans le traitement de
la phthisie est d'un grand secours. Nous le donnons
fréquemment à nos tuberculeux comme réparateur
des forces ou plutôt comme antidéperditeur et comme eupnéique.

C'est un adjuvant précieux qu'il ne faut pas dédaigner et qui, sans avoir des vertus curatives, n'en possède pas moins des propriétés réparatrices que nous
devons utiliser d'après le système préconisé par les
médecins français.

Le **soufre**, comme l'arsenic, jouit depuis long-temps d'une grande réputation dans le traitement de la tuberculose et de la scrofule.

C'est surtout dans les eaux minérales sulfureuses que l'on recherche son action, qui consiste à stimuler l'appétit, à accélérer les digestions, à ralentir le pouls et à augmenter l'activité nutritive.

Le début de la médication éprouve souvent les malades, provoque des symptômes d'excitation générale et favorise des hémoptysies chez ceux qui y sont prédisposés. C'est une médication qui demande beaucoup de précautions de la part du malade et de surveillance de la part du médecin ; nous avons vu l'usage qu'on pouvait tirer des eaux sulfureuses, soit en inhalations, soit en injections rectales.

Le **phosphore** peut être comparé comme action à l'arsenic, d'après Büchner. Les préparations de phosphore et surtout les phosphites et hypophosphites de soude et de chaux ont été introduites dans la pratique par Beneke et Churchill.

Beneke considère le phosphore comme essentiel à la saine nutrition et surtout à la formation de tissus azotés. « Il augmente, dit-il [1], la formation des cellules et empêche la déperdition rapide et désastreuse des tissus » ; mais il ne le regarde pas comme un antidote ainsi qu'a voulu le faire Churchill, quelques années plus tard, dans un mémoire lu devant l'Académie de médecine de Paris.

Nous n'avons pas à discuter ici la valeur de ces

---

1. Beneke. *The Lancet.* — 19 avril 1851.

préparations ; mais il est certain qu'en comblant les pertes exagérées en phosphates qui se produisent dans la tuberculose, et en favorisant peut-être la crétification des tubercules, elles sont au même titre que l'arsenic et le soufre, à recommander dans nombre de cas, leur utilité étant incontestable et parfaitement justifiée.

Notons encore que Guyot a donné le phosphate de chaux à doses élevées dans le but d'arrêter les sueurs des phthisiques.

Chlorure de sodium. — Ce que nous venons de dire des préparations de phosphore s'applique également au chlorure de sodium qui est un aliment d'autant plus indispensable aux tuberculeux, qu'il se trouve en plus forte proportion dans les excrétions (Grancher). Il stimule la digestion et active la nutrition ; c'est à ces propriétés stimulantes et éminemment reconstituantes qu'il doit son indication dans la tuberculose. On peut donner le sel en nature ou le lait d'une chèvre à laquelle on fait prendre journellement une certaine quantité de chlorure de sodium (Labourdette). On peut encore recommander aux phthisiques de saler fortement leurs aliments.

Un remède populaire contre l'hémoptysie consiste à faire avaler une à trois cuillerées à café de sel marin sec ou mêlé à une petite quantité d'eau. Cette dernière médication nous a réussi dans plus d'un cas.

Le prof. Potain recommande le mélange suivant :

Chlorure de sodium . . . . . 10 grammes.
Bromure de sodium . . . . 5 »
Iodure de potassium . . . . 1 »
Eau . . . . 100 »

A prendre une cuillerée à café tous les matins dans une tasse de lait.

L'huile de foie de morue, connue depuis longtemps en Allemagne, fut introduite dans le milieu de ce siècle en France, par Bretonneau et Pereira ; en Angleterre, par Bennett, d'Edimbourg ; aux Etats-Unis, par H. Bowditch, de Boston.

Tous les médecins ont bientôt pu se rendre compte de l'influence favorable de cette substance dans la marche de la phthisie et peu à peu son usage est devenu universel.

C'est nécessairement aux substances grasses que l'huile doit ses propriétés nutritives ; l'iode, le brôme, le phosphore, le soufre étant en quantité si infinité-simale, qu'on ne peut rien attendre de leur influence. La graisse, si elle n'est pas absolument nécessaire aux fonctions nutritives et digestives chez l'homme, n'en exerce pas moins une action très favorable sur ces fonctions ; et comme le dit Bennett : « la nature, toujours prévoyante, semble avoir placé les substances grasses sur les pas de l'homme dans toutes les régions de la terre, et lui avoir inspiré le désir instinctif de les mélanger à l'alimentation. Dans le Nord, ce sont les huiles de poisson ; dans les pays tempérés, le beurre et le gras de viande ; dans les régions sous-tropicales, les huiles végétales et surtout l'huile d'olive ; dans les tropiques même, l'huile de palmier et le gée ou beurre conservé qui satisfait aux besoins de l'organisation. »

L'augmentation de l'élément graisseux dans l'alimentation tend puissamment à rendre cette nutrition plus saine, plus vigoureuse.

Mais, si l'huile de foie de morue a des propriétés remarquables comme aliment gras, il est à remarquer que les autres graisses, telles que le beurre, le gras de viande, les huiles végétales, etc., ne peuvent la remplacer.

Cette supériorité tient sans doute à sa plus grande facilité à être digérée et assimilée ; car, suivant Gubler, elle aurait subi déjà dans l'organe hépatique de la morue des modifications moléculaires qui lui permettraient d'être assimilée avec une certaine facilité même par un estomac débilité.

La parfaite émulsion de l'huile de foie de morue serait due à la présence d'acides gras libres. Divers expérimentateurs, Buchheim, M.-V. Mering, Salkowski, se basant sur ce fait, ont cherché à remplacer l'huile de foie de morue par des huiles végétales auxquelles ils ont ajouté des acides gras. Dernièrement, Lépine[1] communiquait les recherches que Fournie vient de faire à son instigation. Au lieu de l'huile, il a recours, comme véhicule pour les acides gras libres, au beurre qui est mieux absorbé que les huiles végétales (Trousseau, Berthé). Lépine a commencé à expérimenter ce produit sur les phthisiques de son service ; on peut même lui mélanger des médicaments non incompatibles, un iodure, par exemple.

Les huiles végétales et les graisses des animaux, n'ayant pas subi cette modification, ne peuvent pas remplacer l'huile de foie de morue, parce qu'elles

---

1. Lépine. Sur l'huile de foie de morue (*Sem. médic.* — 20 juin 1888, p. 245).

passent dans l'organisme par une élaboration préa-
lable qui suppose chez le sujet l'intégrité parfaite de
l'estomac et du foie, et surtout du pancréas. (Cl. Bernard), ce qui n'existe justement pas dans le cas où
l'on a recours à l'huile de foie de morue.

Au point de vue de la facilité de résorption, l'huile
de foie de morue brune passe avant la blanche, qui
n'est pas si répugnante, mais qui est bien moins
reconstituante. Après l'huile blanche, viennent le
beurre, puis les huiles végétales.

L'observation a montré que les substances grasses
sont d'autant plus résorbables qu'elles contiennent
davantage d'acides gras ; tandis que les huiles pâles
ne renferment que 0,4 % d'acide oléique, l'huile
brune en a au moins 6 et jusqu'à 11 %.

Sous l'influence de l'huile de foie de morue, le
malade engraisse et augmente de poids, l'énergie
vitale est stimulée ; les masses musculaires s'accrois-
sent ainsi que la force dynamométrique, et les
lésions pulmonaires semblent parfois s'arrêter.

Administrée à hautes doses, elle provoque parfois
des éruptions cutanées avec poussées et démangeai-
sons qui rappellent l'urticaire (Trousseau).

Malgré tous ses bons effets, on a souvent beaucoup à lutter pour vaincre la répugnance du malade ;
elle provoque dans certains cas des renvois désagréables, des nausées, des vomissements, quelquefois
même la diarrhée, accidents qui peuvent obliger à
suspendre l'usage du médicament.

« C'est le début surtout qui est scabreux, dit Jaccoud ; quand on a réussi à faire accepter deux cuillerées à bouche chaque jour, on n'a guère plus de

peine à arriver au double, puis à six cuillerées qui
est le minimum de la dose que je considère comme
vraiment utile.»

Pour arriver à la faire prendre facilement, on a
cherché mille moyens afin d'en masquer la saveur et
l'odeur désagréables. On l'a renfermée dans des capsules gélatineuses, on l'a aromatisée avec des essences d'amandes amères, d'eucalyptus, d'anis, de
menthe, etc. ; on l'a additionnée d'eau-de-vie, de
sirop de quinquina, d'éther à la dose de 0,50 centigrammes pour 15 grammes d'huile, et même de
strichnine dans la proportion de 1 milligramme par
dose ; on a conseillé aux malades de se rincer la
bouche avec de l'eau, de l'eau-de-vie ou du vin, de
mordre à pleine bouche dans un citron ou dans une
orange, etc. On a même cherché à remplacer l'huile
de foie de morue par des substances analogues.

Trousseau la remplaçait par un beurre bromo-iodé ;
Béhier par du beurre frais.

On a proposé l'huile d'olives iodurée, l'huile d'a-
mandes douces iodée (J. Personne), l'huile de foie de
morue divisée et ténue en suspension dans une gelée
de fucus, puis en dernier lieu, l'huile de foie de
morue émulsionnée, aromatisée avec l'huile de Win-
tergreen, et additionnée d'hypophosphites alcalins.

Malgré tous ces essais, on n'est pas toujours arrivé
au but, et ces dernières substances sont destinées à
tomber dans l'oubli, car elles ne peuvent avoir la
propriété de l'huile de foie de morue.

En 1884, Chapoteaut, après de nombreuses recherches, découvrit dans l'huile de foie de morue un
principe spécial, le **morrhuol**, auquel doivent être

attribuées toutes les propriétés médicamenteuses de l'huile. C'est un produit âcre, amer, très aromatique, dont la quantité pour 100 est d'autant plus abondante que l'huile traitée est plus colorée [1].

Pour masquer la saveur désagréable du morrhuol, M. Chapoteaut l'a renfermé dans de petites capsules rondes qui contiennent chacune 20 centigrammes, c'est-à-dire la valeur de 5 grammes d'huile de foie de morue. Les observations ne sont pas assez nombreuses pour affirmer que les résultats obtenus avec le morrhuol sont analogues à ceux que donne l'huile de foie de morue.

M. le D[r] Gœtz, qui l'a employé dans plusieurs occasions, ne paraît pas en avoir tiré de grands avantages ; il le considère comme une préparation qui n'est en rien supérieure à l'huile de foie de morue et qui a, en outre, l'inconvénient de coûter fort cher.

La **glycérine** introduite dans la thérapeutique de la phthisie par Crawesurt, de la Nouvelle-Orléans, préconisée ensuite par Lindsay, Adams, puis surtout par Jaccoud et Semmola, a été considérée comme un équivalent de l'huile de foie de morue. Jaccoud affirme que la glycérine peut suppléer l'huile dans une mesure vraiment utile et que l'usage permanent de l'un ou de l'autre de ces deux agents assure aux patients, d'une manière certaine, les avantages de cette médication entrophique par excellence. Il faut cependant faire une remarque : l'addition d'une faible quantité de glycérine aux milieux de culture, les rend éminem-

---

1. *Bull. génér. de thérapeut.* — Nov. 1885

ment favorables à la pullulation des bacilles. L'action bienfaisante de la glycérine sur l'évolution de la phthisie, affirmée par plusieurs auteurs dignes de foi, semblerait donc au moins paradoxale, s'il était permis de comparer les opérations complexes de la nutrition aux réactions qui se produisent dans un tube à essai (Grancher et Hutinel).

Le **lait** est un aliment d'une grande utilité dans le traitement de la phthisie : tout le monde en connaît la valeur nutritive ; aussi ne ferons-nous que le mentionner.

Lorsque le lait n'est pas bien supporté, on peut le remplacer par le *koumyss* ou le *kéfir* qui sont des laits fermentés de jument ou de vache.

Jaccoud recommande beaucoup le koumyss, qui lui a rendu d'importants services chez les malades dyspeptiques ; sous son influence, il a vu la fièvre diminuer ou cesser, les forces et le poids augmenter et les phénomènes inflammatoires disparaître.

Le kéfir est moins alcoolique et moins acide que le koumyss, mais il renferme plus de matières albuminoïdes.

Le koumyss comme le kéfir ne sont que des adjuvants dans le traitement de la maladie, il n'y a aucune raison pour leur attribuer le moindre effet curatif.

Nous avons essayé d'employer le koumyss ; dans la plupart des cas, nos malades n'ont pu le supporter.

L'alcool est aussi un médicament d'épargne, en ce qu'il ralentit les phénomènes de la nutrition, diminue la combustion des albuminoïdes et des graisses, ainsi que les produits de désassimilation ; il exagère toutes les sécrétions et par là favorise le travail de la digestion stomacale. Liebig, Durcek le considéraient comme un aliment respiratoire par excellence.

Il va sans dire que ces bons effets de l'alcool ne se font sentir que lorsqu'on le prend à doses très modérées. On sait, de plus, que l'usage de l'alcool, même à petites doses, continué pendant longtemps, peut déterminer des symptômes d'intoxication, l'alcoolisme chronique. A ce point de vue, son emploi régulier est un danger et ce n'est que dans des conditions bien déterminées qu'il faut faire bénéficier les malades de ses propriétés toniques. Il est indiqué chez les fébricitants par son action modératrice de la fièvre, et chez les malades adynamiques par son action revivifiante. Tripier l'a utilisé contre les vomissements et Gubler contre les hémoptysies des tuberculeux.

Bennett réagit contre la tendance des Anglais à préconiser l'alcool à hautes doses aux tuberculeux ; cet auteur pense qu'il donne aux phthisiques une force factice et un enjouement qui leur fait illusion et que ses effets stimulants sont toujours suivis d'une dépression plus grande.

Notre avis est qu'il ne faut exagérer ni dans un sens ni dans l'autre. L'alcool employé judicieusement peut certainement rendre des services, surtout lorsqu'on a de ces organismes débilités où la misère est souvent pour beaucoup dans le développement de la maladie, et où l'on peut espérer, par le relèvement de l'état général, enrayer la marche progressive des lésions.

2° ALIMENTATION, SURALIMENTATION, GAVAGE

Plus l'alimentation des tuberculeux sera active, plus les sujets seront résistants à l'action du bacille. Ce qu'il importe donc avant tout, c'est de surveiller cette nutrition et de favoriser son maintien par une **alimentation** saine, active et tendant au relèvement des forces.

Le tuberculeux doit se nourrir, non en faisant usage de certains aliments réputés plus fortifiants, mais en variant son régime suivant l'énergie des organes digestifs. Seul, l'aliment digéré peut profiter à l'individu ; aussi, le choix devra-t-il porter sur les substances dont l'assimilation sera la plus facile, et dont les principes nutritifs seront suffisants pour assurer l'équilibre entre les recettes et les dépenses. Pour en arriver là, l'alimentation pure et simple ne suffit pas toujours ; « car, dit Debove, ce serait une erreur de croire que la dose de nourriture qui correspond à l'appétit moyen d'un homme bien portant, suffise pour traiter un tuberculeux. Ce qu'il faut au phthisique, ce n'est pas seulement l'alimentation qui entretient, c'est la **suralimentation** qui modifie : c'est, si l'on peut s'exprimer ainsi, l'alimentation à dose thérapeutique. Or, pour que cette suralimentation produise les effets cherchés, il est indispensable que la grande quantité d'aliments que l'on fait ingérer soit assimilée et que le malade bénéficie de tout ce qu'il mange ». Aussi fallait-il un aliment qui, pris en forte proportion, réalisât ces conditions.

Le lait et la viande crue ne pouvant satisfaire à ces exigences, Debove[1] imagina de faire sécher la poudre

---

1. DEBOVE. Recherches sur l'alimentation artificielle, la suralimentation et l'emploi des poudres alimentaires (*Un. méd.* — 1882 — N°s 101 et 102).

de viande et de la réduire en poudre impalpable ;
par là « il multipliait les surfaces de contact de l'aliment avec les sucs digestifs et il favorisait sa digestion. » La poudre de viande est bien préférable à la viande crue ; elle est plus facilement digestible, nourrit davantage sous un plus petit volume, puisqu'elle représente quatre fois son poids de viande fraîche.

On dilue ces poudres, entièrement composées de fragments de fibres musculaires, dans du lait que l'on sucre et que l'on additionne d'une liqueur aromatique. Pour éviter les phénomènes d'intolérance, on commence par de faibles quantités, 25 grammes à chaque repas, par exemple ; puis, on augmente progressivement jusqu'à 400 grammes par jour, quantité qui représente environ 1600 grammes de viande.

Ce traitement sera d'autant plus utile que la marche de la maladie sera plus chronique. S'il y a de la diarrhée, on procédera graduellement ; elle cède d'ordinaire à la médication.

La fièvre n'est pas une contre-indication. Sous l'influence de la suralimentation on voit les sueurs cesser, la toux et l'expectoration diminuer, puis disparaître, les forces s'améliorer, le malade reprendre de l'embonpoint, en même temps que les signes physiques de l'affection pulmonaire diminuent d'intensité et tendent à disparaître.

Tous ces résultats ont été confirmés par les expériences de Broca et Wins, de Pennel, de Robin, d'Amanieux, en France ; de Peiper, en Allemagne.

Malheureusement, cette méthode très rationnelle et qui a donné des résultats incontestables, a de la peine à se généraliser. Les malades se fatiguent vite des doses énormes qu'ils doivent prendre chaque jour ; les poudres de viande fournies par le commerce sont souvent écœurantes et fétides, et, prises à petites doses, elles ne produisent aucun effet vraiment utile.

On a conseillé, sans grand succès, de faire boire chaque jour un ou deux verres de sang chaud recueilli à l'abattoir ; on a remplacé ce sang par des préparations variées : hémopulvine, sirop d'hémoglobine, etc. ; on a eu recours aux peptones sèches et liquides ; mais, ces divers produits, plus écœurants encore que les poudres de viande, ne sont pas acceptés longtemps sans dégoût, et il est difficile d'en imposer l'usage (Grancher).

Il n'en est pas de même d'une substance qui vient d'être récemment lancée dans le public et dont la composition est due à M. Brandt, pharmacien, à Genève.

Partant de ce fait que tous les produits à base de viande ou de peptone inspirent du dégoût aux malades et ne peuvent se conserver longtemps, il résolut de chercher un mélange en poudre sèche, infermentescible, contenant une forte proportion de viande, agréable au goût, et dans lequel la saveur et l'odeur de la viande seraient bien dissimulées.

Il a réalisé toutes ces conditions dans la préparation du *Cacao lacté à la viande* qui, par les substances qu'il renferme, répond aux exigences soit du régime lacté mixte, soit de l'alimentation intensive.

Nous avons souvent prescrit aux malades le cacao lacté à la viande et toujours nous nous en sommes bien trouvé.

C'est surtout chez les tuberculeux que nous l'avons expérimenté et nous avons été frappé des résultats obtenus. Le médecin se trouve souvent désarmé en face de ces malades ; tout leur pèse, tout leur fait mal, rien ne leur fait plaisir ; les remèdes dont on les sature ne font encore qu'augmenter cette anorexie. C'est dans ces cas où la nourriture, même la plus légère, n'est plus supportée, que le cacao à la viande trouve son indication.

Une ou deux cuillerées à soupe de poudre suffisent pour un repas ; la preuve en est que l'on remarque une augmentation de poids chez les malades qui en font usage, bien qu'ils ne prennent aucune autre nourriture. Cette poudre n'a aucun mauvais goût ; elle est même très agréable à prendre ; les malades supportent très longtemps ce régime sans dégoût.

Pour conserver à la préparation ses propriétés, il est très important de ne pas la laisser cuire trop longtemps.

A côté de la suralimentation, nous avons encore le **gavage**, qui s'applique aux cas où l'estomac repousse les aliments qu'on veut lui administrer. Il faut noter cependant que l'anorexie n'est pas toujours liée à une diminution du pouvoir digestif, mais que le dégoût qui accompagne l'ingestion des aliments peut troubler les phénomènes digestifs et provoquer des vomissements. C'est en partant de ce double point de vue que Debove a imaginé l'alimentation par la sonde œsophagienne. Ses expériences ont été confirmées par celles de Dujardin-Beaumetz.

L'introduction des aliments se fait au moyen du

tube spécial Debove, qu'il suffit d'introduire dans la moitié supérieure de l'œsophage.

Comme aliments, Debove conseille le lait, le bouillon additionné de viande crue finement râpée et d'œufs battus.

Les résultats obtenus avec cette méthode sont une augmentation rapide du poids du corps, une élévation notable du taux de l'urée, le retour de l'appétit, la diminution des sueurs, de la toux et de l'expectoration, une amélioration rapide de l'état général et une modification des signes physiques, au moins de ceux qui sont liés aux sécrétions.

Kourloff[1] a fait une série d'expériences pour montrer que la quantité d'azote assimilée par kilogramme du poids du corps triple pendant le gavage ; les résultats qu'il obtient de ce mode de traitement sont analogues à ceux de Debove.

3° L'AIR.

Le temps et l'espace nous manquent pour donner à cet article toute l'importance qu'il mérite, et qui a été hautement mise en lumière par des observateurs nombreux. Tout médecin a eu dans sa pratique l'occasion de voir chez quelques-uns de ses malades les bienfaits de l'aérothérapie. Nous n'avons pas l'intention de faire rentrer dans le cadre de ce travail l'étude des différents climats favorables au traitement de la tuberculose. Nous avons tenu seulement à mettre en relief la plupart des faits acquis jusqu'à ce jour et dont la mise en

---

1. KOURLOFF. L'assimilation et la transformation des matières azotées dans l'alimentation des phthisiques par le procédé Debove (*Arch. slaves de Biologie*, T. I, p. 159).

pratique n'exige pas un déplacement des malades.
C'est la somme des traitements possibles à domicile
et surtout dans la pratique hospitalière, qui nous inté-
ressait et dont nous croyons avoir donné un aperçu
aussi général qu'utile. S'il est une maladie où le médecin ne doit pas se laisser désarmer, et doit avoir à
son arc le plus grand nombre de flèches possible,
c'est bien la phthisie pulmonaire ; aussi, serons-nous
heureux si, par la publication de ce travail, nous
avons pu contribuer pour une faible part à améliorer
le sort de ces malheureux malades, en encourageant
les médecins à tout essayer et en leur faisant connaître tous les moyens qu'ils ont entre les mains pour
lutter contre la redoutable affection.

Nous ne pouvons cependant passer sous silence le
mode de traitement du Dr Dettweiler [1], à Falkenstein.
Il ne s'agit plus ici d'envoyer les malades dans les
climats chauds ou sur le sommet des montagnes,
mais de les *traiter dans des établissements fermés*. Cette
méthode de traitement cherche à prévenir toute influence nocive et se propose de trouver, grâce à
l'étude approfondie de tout l'individu, un genre de
vie physiologiquement en rapport avec la force de
résistance de l'organisme ; c'est un traitement purement *hygiéno-diététique*.

L'auteur conseille en particulier d'éclairer le malade
sur la gravité de son état pour obtenir de lui toute la
persévérance voulue.

---

1. P. Dettweiler. Le traitement de la phthisie pulmonaire dans
les établissements clos et spécialement à Falkenstein. — Berlin 1880.

P. Dettweiler. Le traitement de la phthisie pulmonaire dans les
maisons de santé. — 2me édit., Berlin 1884.

Il insiste sur la réglementation de l'usage de l'air, sur le choix des vêtements, sur le mode d'alimentation ; quant aux médicaments, s'il ne s'en passe pas complètement, il y attache du moins une importance tout à fait secondaire.

Les résultats sont assez encourageants : avec un traitement d'une durée moyenne de 142 jours, Dettweiler et Meissen ont obtenu, le premier le 24 pour 100 de guérisons ; le second le 27 pour 100.

Malheureusement, ce genre d'établissement n'est abordable qu'aux malades jouissant d'une certaine fortune ; il n'existe rien de pareil pour les phthisiques, bien plus nombreux, hélas ! de la classe ouvrière.

CHAPITRE VII

MÉTHODES EXTERNES NON MÉDICAMENTEUSES

Parmi les méthodes externes qui ont cours dans le traitement de la phthisie, la **révulsion** au niveau de la lésion pulmonaire est certainement celle qui est le plus en usage. On peut la produire soit par l'emploi des *vésicatoires*, par le badigeonnage de la poitrine avec la *teinture d'iode*, par les frictions avec l'*huile de croton*, par l'application de *cautères volants* et de *pointes de feu*.

De tous ces procédés, ceux auxquels nous donnons la préférence, sans cependant leur attribuer de vertus particulières, sont les badigeonnages de teinture d'iode et l'ignipuncture. Les vésicatoires et les cautères nous paraissent occasionner beaucoup trop de douleur et d'ennui relativement aux avantages qu'ils sont capables de procurer.

J. Guérin recommande beaucoup la *cautérisation ponctuée* chez les tuberculeux à la première période. Elle agit, selon lui[1], non comme révulsif, mais en réveillant dans le poumon la vitalité, dont l'abaissement successif est la véritable cause des dépôts tuberculeux.

Cette action particulière du thermocautère a été bien mise en relief par le D< Dupuy (de Frenelle)[2], qui se fait un ardent partisan de cette médication, et qui en généralise l'application à toute espèce de maladie.

Le but principal est d'obtenir des effets toniques, incitateurs, sthéniques, réparateurs, cicatrisants.

L'action secondaire est révulsive.

« Les *pointes de feu*, dit Dupuy, peuvent être ou profondes ou superficielles et dans ce cas pénétrer au moins à un ou deux millimètres, car l'effleurement ne serait que purement illusoire, et agirait tout au plus sur le moral du malade ; elles doivent être ponctuées, éloignées au moins d'un demi-centimètre et parallèles. »

En général, l'auteur se sert de la pointe fine chauffée au rouge-blanc : il fait 150 à 250 pointes par séance, et répète ses séances tous les trois ou quatre jours.

---

1. J. GUÉRIN. Traitement de la tuberculose par la cautérisation ponctuée. (*Bull. ac. méd.* 2me série, T. VII, no 38).

2. DUPUY (de Frenelle). Application de thermocautère dans le traitement des affections pulmonaires, etc.

Les effets qu'il obtient de cette méthode sont surprenants.

Nous avons nous-même soumis un grand nombre de malades à ce traitement en suivant les indications de Dupuy, mais en ne faisant qu'une séance tous les huit jours. Nous avons été étonné de la facilité avec laquelle la plupart des malades acceptaient ce petit supplice ; plusieurs même le réclamaient quand on oubliait le jour de la séance.

Malheureusement, nous ne pouvons pas dire que nos résultats aient été aussi brillants que ceux de Dupuy, quoique le nombre des pointes de feu fût arrivé à plusieurs milliers par individu.

Nous n'avons jamais constaté d'améliorations notables provenant de ce mode de traitement qui, tout local qu'il est, ne modifie pas sensiblement les signes physiques.

La toux est un des symptômes qui nous a paru céder le plus facilement sous l'influence de l'ignipuncture, surtout dans les cas où elle survenait par accès de longue durée.

Les malades, espérant le plus souvent davantage d'une médication énergique, sont servis à souhait avec cette méthode qui est bien propre à les réveiller un peu de leur torpeur ; de plus, le médecin prenant une part active à ce traitement, ils sont heureux de voir qu'on s'occupe d'eux et qu'on cherche à les soulager par tous les moyens possibles. Cela suffit pour leur redonner du courage et leur relever le moral.

Le Dr John Mac Crea [1], médecin du dispensaire de

1. *The Lancet.* 18 juillet 1874. p. 76.

Belfast, préconise un système dont nous le supposons l'auteur: Il entoure le thorax de ses phthisiques d'un **revêtement de bandelettes**, et dit en obtenir d'heureux résultats. Le malade se fait très vite à cette enveloppe et il se trouve rapidement soulagé ; il réclame lui-même le changement des bandelettes dès qu'elles ne vont plus bien, ce qui arrive environ tous les quinze jours.

Ce traitement, d'une innocuité parfaite, serait convenable à tous les degrés de la maladie et aurait pour effet d'abaisser la température, de diminuer la toux, de supprimer la douleur et de soulager la dyspnée.

Par l'aérothérapie, on peut suppléer à la pénétration insuffisante d'air dans le sommet du poumon. Cette méthode permet d'activer les mouvements respiratoires, d'en augmenter l'amplitude, et de favoriser ainsi le développement des poumons. C'est en se basant sur la relation qui existe entre l'insuffisance de la respiration et de la fréquence de la tuberculose chez les individus à thorax étroit et de musculature faible, que le Dr Ignace Hanke, de Vienne [1], imagina un appareil propre à favoriser cette respiration. Il fait faire chaque jour, pendant 10 à 15 minutes, des inspirations d'air condensé, l'expiration se faisant dans de l'air raréfié. La condensation et la raréfaction sont le résultat du déplacement d'une certaine quantité d'eau. L'appareil est construit de telle façon

---

1. Dr HANKE. *Oesterr. Zeitschrift für Heilkunde.* (13 sept. 72; n°s 37 et 38.)

qu'on peut y mettre des substances médicamenteuses, telles que matières volatiles, huiles essentielles.

Les appareils aérothérapiques de Waldenburg et de Schnitzler sont construits sur le même principe. On a vu dans certains cas leur usage être suivi d'hémoptysies; aussi faut-il les manier avec prudence.

L'hydrothérapie, qui, commme l'aérothérapie, rentre plutôt dans les mesures prophylactiques, a été employée quelquefois comme agent curatif ou mieux palliatif dans les cas de tuberculose confirmée.

Cette pratique diminue la sensibilité au froid et lutte contre l'inertie des poumons.

Les lotions, les applications de drap mouillé, les douches, les bains sont les différentes formes que l'on peut utiliser et varier suivant les effets que l'on recherche et surtout suivant l'impressionnabilité des individus.

A. von Sokolowski [1] a employé les *douches froides* et les *frcitions avec le drap mouillé* sur 105 tuberculeux, qu'il répartit en trois catégories :

1º — 56 malades avaient, les uns, une induration très limitée d'un ou des deux sommets; les autres étaient atteints de bronchite du sommet et avaient une prédisposition héréditaire marquée.

2º — 19 malades avaient une infiltration tuberculeuse étendue, sans destruction appréciable du tissu pulmonaire, et avaient conservé un état général relativement bon.

---

1. A. von Sokolówski. *Berlin. klin. Wochens.* (1876, nᵒˢ 39-40-43-45.)

3° — 30 malades avaient les poumons en voie de destruction, tout en ayant encore un état général satisfaisant.

Sur ces 105 tuberculeux, il y avait 39 phthisies héréditaires et 66 phthisies acquises.

Les résultats finaux de cette cure hydropathique, qui a duré de six semaines à six mois, sont les suivants :

39 guérisons complètes ou relatives, qui se divisent en 11 héréditaires et 28 acquises.

34 améliorations notables.

19 améliorations légères.

7 stationnaires (dont 6 héréditaires).

2 aggravations.

4 morts.

Ces résultats sont réellement dignes d'être signalés.

Il est à remarquer que les sujets indiqués comme *guéris complétement* sont surtout ceux qui n'offraient que des indurations limitées.

Pour l'auteur, l'hémoptysie n'est pas une contre-indication au traitement, comme on pourrait le croire ; au contraire, les douches feraient cesser la prédisposition à l'hémoptysie ; Sokolowski en a fait l'expérience sur lui-même.

Il donne la douche en pluie et la douche en colonne de 10 cent. de diamètre, en agissant surtout sur les régions pulmonaires indurées ; le degré de l'eau employée oscille entre 4° et 10° R. La durée de la douche est, au début, de 4 à 5 secondes seulement ; si le patient s'en trouve bien, on augmente la durée de 5 secondes par jour jusqu'à 30 secondes pour les femmes et 50 secondes pour les hommes.

Pogacnik [1] préfère les *lotions froides* aux douches, parce qu'elles sont plus agréables ; leur effet est prolongé, plus utile, leur administration plus facile ; et surtout elles ne nécessitent pas, comme après la douche, un exercice de marche pour amener la réaction, exercice qui entraîne une fatigue de l'appareil pulmonaire.

Le malade fait lui-même ses lotions tous les matins avec une éponge imbibée d'eau à 10° ou 20° R. ; il doit ensuite se frictionner pendant cinq minutes avec un gant, s'envelopper dans un drap de lin et se remettre au lit pendant une demi-heure à une heure. Ce système assure le fonctionnement régulier de la peau, fortifie le malade contre les variations atmosphériques, ramène l'appétit et relève les forces.

Quant aux *bains*, leurs effets ont été bien étudiés par le Dr Souplet [2] dans de nombreuses expériences faites à l'hôpital de la Pitié dans le service du professeur Lasègue. Les bains tièdes lui paraissent préférables et sont suivis, dit-il, des meilleurs effets. On peut employer le bain simple ou additionné de sulfure de potassium, de carbonates alcalins, de sels de Pennès.

Le bain doit être pris avant le repas, pour ne pas perdre son action sur l'appétit ; sa température doit être de 3° au-dessous de celle du malade. Un bain de 20 à 45 minutes tous les deux jours suffit ; mais on

---

1. Pogacnik. *Allgemeine Wiener med. Zeitung* (21 août 1877).
2. Dr Souplet. *Arch. génér. méd.* (novembre 1873).

le fera prendre tous les jours s'il y a des transpirations nocturnes ; car le bain a sur ce symptôme une
action puissante. Les effets observés pendant l'immersion sont une légère oppression et un peu d'exa-
gération des mouvements respiratoires au début du
traitement ; mais, par contre, la toux se calme, l'expectoration est plus facile, le pouls moins fréquent
et la température s'abaisse.

Après l'immersion, le malade se trouve mieux, la
respiration est plus facile, l'appétit renaît, la fièvre
devient moins intense, les sueurs diminuent dès le
premier bain et cessent dès le troisième ou le quatrième.

L'auteur dit avoir obtenu de cette méthode d'excellents résultats, surtout au début de la phthisie.

Quelle que soit la méthode hydrothérapique employée, nous sommes d'avis qu'il faudra faciliter la
réaction soit par des frictions, soit par des massages,
pour obtenir les effets qu'on est en droit d'attendre.
On activera ainsi la circulation cutanée, on donnera
de la tonicité au système musculaire, conditions qui
rendront au malade de nouvelles forces pour la lutte.

CHAPITRE VIII

MÉDICATION SYMPTOMATIQUE

Nous avons vu jusqu'à présent les médicaments qui
ont surtout pour but d'agir plus ou moins directement sur le bacille ; mais il ne faut pas oublier, tout
en cherchant à détruire la cause de la maladie, d'en

modifier les différentes manifestations qui se présentent sous forme variable et dont l'atténuation contribue à soulager le patient et à lui donner espoir de guérison. Pour cela, nous avons à notre disposition une grande quantité de remèdes qui, employés en temps opportun, pourront rendre de précieux services.

La **fièvre** est le symptôme qui mérite en premier lieu l'attention du médecin, surtout lorsqu'elle persiste avec une certaine intensité. Quand elle survient chez des sujets impressionnables, on peut essayer de la combattre avec de l'eau de laurier-cerise, du bromure de potassium, de l'aconit. Si la fièvre prend le type rémittent, on a recours à la quinine, mais ce remède échoue souvent.

La digitale a eu aussi ses partisans ; elle forme la partie essentielle des pilules de Heim[1], dont Niemeyer dit avoir obtenu d'excellents résultats.

Dans ces dernières années, la thérapeutique s'est enrichie de nouveaux antipyrétiques dont les effets sont plus rapides et plus marqués que ceux dont nous venons de parler ; ce sont : la kairine, la thalline, l'antipyrine, l'antifébrine, la phénacétine.

Tous les auteurs sont d'accord pour reconnaître que la thalline et la kairine sont des médicaments plus dangereux que l'antipyrine et l'antifébrine, bien que ces deux derniers, administrés à doses élevées, ne soient pas très inoffensifs.

---

1. *Les pilules de Heim* ont la composition suivante : Poudre de feuilles de digitale, 60 centigrammes, poudre de racine d'ipéca, poudre d'opium pur, de chaque 25 centigrammes, extrait d'hélénium, q. s. pour 20 pilules saupoudrées de poudre d'iris. On fait prendre 3 pilules par jour. On peut remplacer l'ipéca par un gramme de quinine.

Depuis la découverte de ces deux substances par le
Dr Knorr, de Munich, de nombreuses publications
ont paru, parmi lesquelles nous avons remarqué celles
de Marigliano, Daremberg, Rollet, Bernheim, Pusi-
nelli, Jaccoud, Sorgius, Renzi, Jaksch, Rapin, Secré-
tan, Hollaud, Arduin, Ballacet, Breton, Mitchell, Ri-
teke, Guttmann, etc., qui ont surtout prôné les heureux effets de l'antipyrine. Denotowitch est le seul
qui prétende que cette substance est sans effet et que
pour obtenir un abaissement appréciable, il faut des
doses massives et répétées. Selon lui, l'antipyrine
provoque des sueurs qui fatiguent et épuisent le malade encore plus que la fièvre.

L'antifébrine, recommandée d'abord par Cahn et
Hepp, assistants de Küssmaul, puis par Bernheim,
Riese, Snyers, Revilliod et Gœtz, de Genève, Secré-
tan, de Lausanne, Eichhorst, etc., paraît encore préférable à l'antipyrine dont elle aurait tous les avantages, sans en avoir les inconvénients. Il suffit de
doses relativement faibles pour obtenir un effet
marqué ; elle a encore sur l'antipyrine le grand
avantage du bon marché.

Les doses d'antipyrine qui ont été généralement
employées ont varié de 2 à 6 grammes dans les vingt-
quatre heures, tandis qu'une dose de 50 centigrammes d'antifébrine suffit pour obtenir un abaissement
assez marqué de la température.

C'est à l'antifébrine que nous donnons en général
la préférence, et nous en avons presque toujours obtenu des résultats satisfaisants.

Dans les cas d'élévation vespérale de la température, nous administrons 50 centigrammes d'antifébrine en deux fois, à 2 heures et à 4 heures de l'après-midi. Les tracés pris régulièrement montrent un abaissement progressif de la courbe thermométrique à partir du jour où le malade prend le médicament.

La phénacétine est le dernier en date des antipyrétiques. Encore à ses débuts, cette substance n'a pas fait ses preuves ; nous l'avons expérimentée à deux ou trois reprises et nous pouvons dire que nous avons remarqué des effets peu brillants, en tout cas inférieurs à ceux de l'antifébrine. Elle nous a paru agir beaucoup plus efficacement sur le phénomène *douleur*.

Quoique le tartre stibié, employé et conseillé autrefois, par Monneret et Fonssagrives, soit aujourd'hui quelque peu abandonné, nous l'avons vu plusieurs fois prescrit avec succès par notre maître, M. le prof. Revilliod, dans les cas surtout où la fièvre était liée à une poussée fluxionnaire.

Un autre symptôme, qui est souvent la conséquence de la fièvre et qui ne présente pas moins de gravité, ce sont les **sueurs**.

« Les tuberculeux, dit Peter, suent parce qu'ils ont de la fièvre, ils suent parce qu'ils dorment, ils suent parce qu'ils vont mourir. On peut quelque chose contre les sueurs de la fièvre ; un peu moins contre celles du sommeil ; on ne peut absolument rien contre celles de la colliquation. »

Les sueurs de la fièvre n'ont pas d'autre traitement que celui de la fièvre elle-même. Les substances vantées pour agir favorablement contre les sueurs du sommeil sont nombreuses.

On donnait autrefois de petites doses d'élixir de Haller, ou des infusions de sauge dont les effets sont plus que problématiques. On a ensuite imaginé le tannate de quinine, dont nons n'avons obtenu que des résultats peu probants ; l'hydrate de chloral (Nicolaï) ; l'ergot de seigle (Tenneson, Mignot) ; l'acide salicylique (Bourdeau d'Antony) ; le phosphate de chaux (Rebory) ; la poudre de Dower ; l'alcoolature d'aconit ; la duboisine ; la teinture de belladone (Radakow) ; l'acétate de plomb (Fouquier), que l'on peut associer à l'opium, au tannin, à l'extrait de ratanhia ou à l'oxyde de zinc mêlé à la jusquiame. Murrell a donné la pilocarpine à la dose de 2 à 6 milligrammes en pilules et il attribue à cette médication un double avantage : d'abord celui de diminuer les sueurs ; puis, celui de faciliter l'expectoration et d'atténuer la gêne respiratoire. Le Dr Henry, de Pensylvanie, administre le soir, de 1/3 à 2/3 de milligramme de picrotoxine (Grancher).

Le Dr Finot [1], qui a étudié dans sa thèse ces différents médicaments, préfère encore l'agaric, préconisé d'abord par de Haen et Audral ; il en a obtenu de bons effets à la dose de 10 centigrammes à 1 gramme par jour. Pour Rabuteau, la quinine et le phosphate de chaux sont meilleurs. Siefert et Piering font des injections sous-cutanées de la solution suivante :

Agaricine	gram.	0,05
Alcool	»	4,50
Glycérine	»	5,50

---

1. FINOT. Des moyens à opposer aux sueurs des phthisiques (*Th de Paris*, 1872).

Fræntzel [1] a étudié particulièrement l'hyoscine, à l'état d'iodhydrate, sur 29 tuberculeux traités, il n'a eu que 5 succès durables ; il la considère comme moins efficace que l'atropine ; elle est parfois mal tolérée et ne doit être employée que lorsqu'on a échoué avec d'autres substances.

L'atropine est sans contredit le meilleur des agents à opposer aux sueurs des phthisiques. Elle a été étudiée par Sydney Ringer et par Vulpian ; Bartholow en préconise aussi l'emploi ; il lui associe souvent la morphine pour calmer la toux, et la strichnine pour arrêter les vomissements.

Œttinger [2] l'a expérimentée sur 45 malades ; chez 12 d'entre eux, les sueurs ont cessé après la première dose et n'ont pas reparu ; 15 malades ont vu leurs sueurs diminuer après la première dose et cesser complètement après trois ou quatre jours, avec 2 milligrammes ; chez les 18 autres, les transpirations ont cessé après la première dose, mais ont reparu ensuite et nécessité de nouveau l'emploi de l'atropine.

L'auteur n'a jamais observé de phénomènes d'intoxication ; dans un seul cas il a noté de la constriction de la gorge et de la dilatation pupillaire. L'action sur la température est nulle ; la toux devient moins incommode.

Les résultats obtenus par J.-M. Williamson avec l'atropine sont aussi en faveur de ce médicament, qui n'est cependant pas justifiable de tous les cas.

Nous l'avons nous-même expérimenté bien des

---

1. Fræntzel. *Charité. Annal.* (VIII Jahrg., p. 301, 1884).
2. Œttinger. *Corr. Bl. für schweiz. Aerzte* (No 23, 1er Déc. 1877).

fois et presque toujours nous nous en sommes bien
trouvé.

La disparition des sueurs se fait plus ou moins
attendre ; mais, en persévérant, elles finissent tout
au moins par s'atténuer passablement.

Nous donnons l'atropine sous forme de granules
de ½ à un milligramme chaque soir ; nous avons
obtenu de bons résultats de la formule suivante :

Essence d'eucalyptus . . . v gouttes.
Chlorhydr. de morphine   0,50 centigr.
Sulfate d'atropine   0,05   —
Masse pilulaire . . . . . .   q. s.

Pour 100 pilules.   S. une pilule le soir.

A côté de ces remèdes internes, on peut utiliser
encore des moyens externes pour combattre les
sueurs.

Les lotions fraîches ou tièdes, alcooliques ou vi-
naigrées auxquelles Bennet et Peter attribuent d'excellents effets, nous ont souvent rendu service dans
les cas où l'atropine n'avait pas eu d'action.

Kœhnhorn préconise l'emploi de poudres absorbantes dont il fait saupoudrer le corps des malades
tous les soirs. Il se sert de la poudre en usage pour
les pieds des soldats allemands et dont la composition est la suivante :

Ac. salicylique.   3 gr.
Amidon .   . .   10   —
Talc   87   —

Si la peau est sèche, il fait pratiquer auparavant

des frictions avec de la graisse de porc et de l'alcool pour faciliter l'adhérence de la poudre.

Il recommande aux patients de se placer un mouchoir devant le nez et la bouche afin de se préserver des poussières irritantes provenant de l'acide salicylique.

Cette méthode ne présente aucun inconvénient et nous croyons qu'il est bon de l'avoir présente à la mémoire dans les cas où les malades transpirent abondamment malgré l'atropine, l'hyoscine, l'agaric, etc. On procurera ainsi au malade des nuits tranquilles pendant lesquelles il jouira d'un sommeil réparateur.

L'hémoptysie est pour le malade le symptôme le plus alarmant et qui agit sur l'état moral de la façon la plus fâcheuse. Rien n'est aussi plus terrible pour le médecin que de voir un patient penché sur son crachoir avec toutes les apparences d'une vie qui va s'éteindre dans un dernier flot de sang.

Le danger est souvent imminent, aussi faut-il avoir à sa disposition des remèdes prompts et énergiques. La première intervention consistera en une révulsion active sur le thorax, au moyen de sinapismes, de ventouses sèches et même de ventouses scarifiées ; en une dérivation vers les extrémités à l'aide de pédiluves ou de manuluves irritants ; on conseillera au malade de rester couché, immobile, silencieux ; on lui administrera de la glace à l'intérieur ; on enveloppera le thorax de compresses glacées ; on donnera de l'eau de Rabel, de la digitale (Reboul) et surtout de l'ergot de seigle ou de l'ergotine en injections sous-

cutanées ou en potion, l'action de ce médicament
étant bien supérieure à celle du tannin, du ratanhia,
du perchlorure de fer.

Si l'hémorrhagie est menaçante par son abondance, on pourra donner d'un coup 2 ou 3 grammes
de poudre d'ipéca.

C'est le traitement que préconise Peter[1] dans une
de ses cliniques, où il fait l'histoire des hémoptysiques et des différentes causes qui produisent l'hémoptysie dans le cours de la tuberculose pulmonaire
ou en dehors de cette maladie. Pour cet auteur, le
traitement par les astringents est inefficace ; une seule
médication lui a toujours réussi, c'est la médication
vomitive.

Baglivi le premier vanta la poudre d'ipéca comme
remède spécifique et presque infaillible contre toutes
les hémorrhagies ; puis Stoll en conseilla l'emploi
surtout dans l'hémoptysie. Cette médication resta un
peu dans l'oubli jusqu'à Trousseau, qui eut l'idée de
l'employer de nouveau dans les cas d'hémoptysies
abondantes ; mais il n'eut pas beaucoup d'imitateurs.

D'après Peter, la seule contre-indication à ce traitement, c'est l'*état fébrile continu*.

Quant au mode d'emploi, il varie suivant les auteurs, la nature de la substance employée n'ayant pas
une grande importance.

Stoll prescrivait 4 gr. de poudre d'ipéca mêlée à 5
centigr. de tartre stibié ; Trousseau donnait 4 gr.
d'ipéca en trois doses ; le Dr Simon, de Semur, le
tartre stibié ; Pécholier, de Montpellier, l'ipéca ; Mois-

1. PETER. *Leçons de clinique médicale*, t. I. (Les hémoptysiques.)

senet et Bruté, de Rennes, l'ipéca à la dose de 2 gr. en une seule fois.

Peter prescrit l'ipéca ou le tartre stibié, mais toujours à intervalles de 10 à 15 minutes. Il donne 2 ou 3 gr. d'ipéca à prendre en 3 doses à 10 minutes d'intervalle ; ou, pour occasionner moins de fatigue au malade, il prescrit une potion stibiée à dose rasorienne, c'est-à-dire composée de 30 centigr. de tartre stibié pour 120 gr. de julep gommeux et administrée par cuillerée à soupe toutes les heures.

L'état nauséeux produit par la médication vomitive diminue le calibre vasculaire (irritation des filets du plexus solaire retentissant sur la totalité du système sympathique), par ce fait « diminue l'afflux du sang, l'*impetus* fluxionnaire, et finalement *coupe les vivres à l'hémorrhagie.* »

Dans certains cas, la morphine en injections donne d'excellents résultats.

Alex. M' Cook Weir [1], dans un cas où la glace, l'ergotine, la térébentine n'avaient rien fait, eut l'idée de faire sur la poitrine, au niveau du siège présumé des phénomènes morbides, l'application d'un coussin de flanelle arrosé de deux onces de chloroforme et recouvert par des serviettes et les draps du lit pour prévenir l'évaporation et la suffocation. Le résultat fut immédiat : la toux et l'hémorrhagie cessèrent.

L'auteur pense que l'irritation du chloroforme produisit un relâchement de la circulation cutanée qui

1. Alex. M' Cook Weir. Le chloroforme dans le traitement de l'hémoptysie (*The Lancet*, 15 janv. 1876).

provoqua une plus égale répartition du sang et par suite la décongestion des parties profondes.

Dans les cas urgents, ce traitement est peut-être préférable aux autres. Nous l'avons essayé plusieurs fois et il nous a réussi.

Germain Sée[1] recommande la terpine qu'il a employée avec succès dans les hémoptysies du début; elle a sur la créosote l'avantage de sa parfaite innocuité et de sa facile digestibilité.

Citons encore la formule suivante de Corneille Saint-Marc :

> Eau distillée de goudron   60 grammes.
> Sirop de tolu   30   »
> Essence de citron . . .   1 goutte.

L'auteur la recommande contre les hémoptysies des deux premières périodes, à la dose de une cuillerée à soupe toutes les quatre heures.

Un remède populaire, que nous avons déjà indiqué plus haut, consiste à faire prendre au malade une à trois cuillerées à café de sel de cuisine sec ou légèrement additionné d'eau.

La **toux** est un phénomène pénible que l'on est souvent appelé à combattre. L'opium est son remède par excellence, mais il diminue l'appétit, dessèche la gorge, augmente les sueurs et n'a qu'un effet passager ; les malades perdent vite le bénéfice de son action et l'on est obligé, non sans inconvénient, d'élever graduellement les doses.

---

1. Germain Sée. *Bull. acad. méd.* (2me série, t. XIV, n° 30).

On a essayé de badigeonner le pharynx avec de la glycérine additionnée de teinture d'iode, de bromure de potassium, de cocaïne, etc. ; on n'obtient ainsi qu'un soulagement passager. Les tisanes émollientes, les pâtes pectorales, les béchiques, etc., soulagent parfois, mais diminuent l'appétit et fatiguent l'estomac sans grande utilité. Nous ne nous arrêterons pas ici à vanter les vertus de la tisane de Molène, préconisée par Quinlan, de Dublin.

Quand la toux est sèche, on peut conseiller les inhalations de vapeurs humides ; mais le remède le plus actif est encore la belladone, associée ou non à l'opium ; le bromure de potassium peut aussi rendre des services.

Le Dr Gœtz a l'habitude de prescrire dans son service la potion suivante ; elle a souvent réussi à calmer des accès de toux très pénibles :

Rp. Extrait thébaïque . . . . gram. 0,10
    Teinture de belladone . . . »   1,0
    Eau de laurier-cerise . . . »   5,0
    Sirop de tolu, de polygala
      ou de jusquiame . . . » 30,0
    Loch . . . . » 120,0

M. D. S. Une cuillerée à soupe toutes les 2 heures ou aux moments des accès.

Il est impossible d'arrêter l'**expectoration**, mais il est possible de la modifier si elle est pénible ; on peut conseiller des fumigations émollientes ou des médicaments dits expectorants : pastilles d'ipéca, de kermès, infusion ou sirop de polygala, tisanes diverses.

Lorsque les crachats sont abondants et facilement rejetés, on a recours aux eaux sulfureuses ou aux préparations balsamiques : le baume de tolu, la térébentine, les bourgeons de sapin, le goudron ont parfois une réelle utilité. La créosote, la terpine, l'eucalyptus agissent à peu près de la même façon [1].

L'état des **voies digestives** demande une grande surveillance de la part du médecin, afin de pouvoir combattre à son apparition le moindre trouble de ce système.

C'est moins avec les amers ou avec les nombreuses préparations antidyspeptiques qu'on peut ranimer l'appétit des malades dans les cas de dyspepsie que par un régime convenable et une bonne hygiène générale.

Les amers, la gentiane, le quassia amara, le houblon, le colombo, le quinquina peuvent rendre des services au début ; plus tard, lorsqu'il s'agit de calmer la douleur, on a à sa disposition l'opium et les narcotiques ; mais il faut éviter le plus possible d'y recourir, car le malade, nous l'avons déjà dit, s'y habitue et il arrive que plus tard ils ne font pas d'effet, à une époque où l'on en a le plus besoin.

On peut alors donner les alcalins, le bicarbonate de soude, la magnésie, l'eau de Vichy ou des poudres absorbantes qui, d'après Potain, n'absorbent nullement les gaz ou les liquides, mais agissent par contact sur la muqueuse. Les meilleures sont le phosphate de chaux, la craie préparée et le bioxyde de manganèse

---

1. GRANCHER ET HUTINEL. *Dict. de médec.*, art. Phthisie.

à la dose de 50 centigrammes à 1 gramme qui, administrées à distance des repas, calment fort bien la douleur. Le bismuth, le charbon, la magnésie agissent de la même façon.

Loquin [1] attribue les troubles gastriques des tuberculeux à une atrophie des glandes de la muqueuse stomacale, atrophie qui va toujours croissant et qui atteint son maximum à la dernière période de la tuberculisation chronique.

Jamais on ne constate dans la phthisie, comme dans la dyspepsie essentielle, l'hypertrophie de la glande ou du tissu interglandulaire. Cet état de la muqueuse stomacale est la cause des **vomissements**, si tenaces chez les phthisiques. On peut les combattre par l'acide carbonique, l'eau de seltz, la glace, la potion de Rivière, l'acide chlorhydrique, l'eau-de-vie, l'eau chloroformée, la cocaïne, la strichnine, la noix vomique ; cette dernière substance arrêterait beaucoup la tendance à vomir.

L'opium ou la morphine ont été conseillés, mais sans grand résultat ; Rabuteau préfère le chlorhydrate de narcéine ou de thébaïne.

Quand les vomissements sont rebelles à tout traitement, on peut encore essayer le lavage d'estomac, suivi de l'injection immédiate d'une bouillie alimentaire constituée par du lait, des œufs et de la poudre de viande. Ce moyen réussit souvent à les faire disparaître.

Pour Potain, les vomissements peuvent avoir di-

1. J.-J. Loquin. De la dyspepsie dans la tuberculisation chronique et de son traitement (*Thèse de Paris*, 1872).

verses origines. Les altérations profondes de la muqueuse réclament l'emploi du régime lacté.

Dans certains cas, ils sont dus à l'irritation du pneumogastrique produite par le voisinage de gros ganglions. Dans ce cas, des vésicatoires ou des pointes de feu placés sur les bords du sternum, région alors ordinairement douloureuse à la pression, amènent un soulagement alors qu'aucun autre moyen n'avait réussi jusque-là.

La **diarrhée** doit être activement combattue et les moyens pour y arriver sont innombrables, quoique tous ne soient pas toujours efficaces. Les opiacés, sous quelque forme qu'on les administre, sont fort employés ; ce sont eux qui agissent le plus sûrement.

Potain pense qu'on néglige trop actuellement deux formules qui remontent à l'origine de la médecine, la thériaque et le diascordium. Les substances inertes ou astringentes dont elles sont composées et dans lesquelles l'opium est en quelque sorte incorporé, permettent à cette substance de parcourir tout le canal intestinal, ce qui n'arrive pas lorsqu'on l'administre seul par la bouche. Dans ce cas, il est absorbé dans l'estomac et n'a, par conséquent, pas d'action directe. A côté de l'opium, on peut employer les astringents, le tannin, le cachou, le ratanhia, le colombo, le guarana, la monésia, etc.

Lorsque la diarrhée est rebelle et a pour cause des ulcérations intestinales, on peut essayer le nitrate d'argent, soit en pilules, soit en lavements ; nous en avons toujours obtenu des améliorations passagères.

Les antiseptiques semblent trouver leur indication ; on a parlé de l'iodoforme comme cicatrisant des ulcérations ; la naphtaline, le salicylate de bismuth, la cotoïne (coto verum) que l'on prescrit de préférence en cachets de 20 centigrammes, à cause de sa saveur désagréable, sont des substances qui nous ont donné des résultats heureux chez plus d'un malade, et que nous recommandons de préférence aux autres dans ces cas de diarrhée terminale où le médecin ne peut que constater son impuissance.

Les **complications laryngées** de la phthisie pourraient faire le sujet d'une étude spéciale ; de nombreux médicaments ont été employés pour en atténuer les symptômes.

Le traitement préconisé par Hering, de Varsovie, paraît un peu radical ; mais il dit en obtenir de bons résultats. Il cautérise les ulcérations avec des solutions d'acide lactique dont le titre varie de 20 à 30 pour 100, jusqu'à 80 et 100 pour 100. Il fait quelquefois précéder les cautérisations par le grattage de la surface ulcérée.

Krause recommande aussi l'acide lactique ; quand l'attouchement ne réussit pas, on peut faire des injections sous-muqueuses d'acide lactique étendu, ou mieux d'une émulsion aseptique d'iodoforme.

Le grattage n'a jamais donné d'hémorrhagie notable. Sur 20 cas de grattage, l'auteur a obtenu 15 guérisons définitives.

Le Dr Ducau proscrit absolument tous les attouchements caustiques ou même astringents sur les ulcérations.

Lorsqu'il s'agit de laryngite tuberculeuse inflammatoire, ou d'une poussée aiguë dans le cours d'une laryngite chronique, Ducau utilise les révulsifs cutanés ; il considère l'action des gargarismes comme tout à fait secondaire ; ce qu'il conseille surtout ce sont les inhalations de solutions médicamenteuses.

L'acide phénique est un des médicaments qui paraissent agir le mieux ; les pulvérisations balsamiques, au goudron, à la térébentine, au baume du Pérou ou de tolu sont des adjuvants utiles.

Dans les cas de dysphagie, la pulvérisation du mélange suivant :

Bromure de potassium . . gram. 3,0 à 5,0
Chlorhydr. de morphine . » 0,20 0,50
Eau . . . . » 300,0

a donné de bons résultats.

Le menthol que nous avons maintes fois expérimenté, nous a donné la satisfaction de voir les malades sinon guéris, du moins améliorés et souvent d'une façon notable et durable.

Nous faisons des badigeonnages du larynx avec la solution suivante :

Menthol . . . . 5 grammes.
Huile d'olive . 50 »
M.

Les inhalations de cette substance peuvent aussi rendre des services.

Nous avons quelquefois fait, avec succès, des insufflations d'un mélange de poudre d'iodoforme, de poudre de morphine et de sucre de lait.

Sous l'influence de ces traitements, la voix reprend peu à peu un timbre plus naturel et les douleurs si pénibles, diminuent progressivement et dans certains cas, cessent tout-à-fait.

Nous arrivons au bout de la première partie de ce travail et ce n'est pas sans quelque peine que nous avons pu recueillir les matériaux nécessaires pour assembler les lignes les plus importantes de la thérapeutique de la phthisie pulmonaire.

Le médecin qui nous fera l'honneur de nous lire trouvera dans cet ouvrage une vue d'ensemble sur tout ce qui a été fait jusqu'à ce jour ; il pourra comparer les différentes méthodes et les différents résultats obtenus ; peut-être sera-t-il encouragé à essayer lui-même certains médicaments et il apportera par là de nouveaux éléments à cette partie de la médecine.

Le nombre considérable de travaux que la découverte de Koch a déjà suscité, doit nous donner l'espoir que nous arriverons peut-être un jour à dompter le bacille tuberculeux et à le détruire.

Puisse chacun se mettre courageusement à l'œuvre ; l'association Verneuil nous a montré le chemin ; suivons-le, redoublons d'énergie et nous ne tarderons pas à trouver un remède capable de guérir la phthisie.

SECONDE PARTIE

TRAITEMENT DE LA TUBERCULOSE PULMONAIRE

PAR LES

INHALATIONS D'ACIDE FLUORHYDRIQUE

Frappé par les résultats encourageants obtenus par MM. Seiler et Garcin, au moyen des inhalations du gaz fluorhydrique, nous avons voulu nous en faire une idée exacte en soumettant nous-même à ce traitement un certain nombre de tuberculeux. Nous ne reviendrons pas sur l'histoire de cette médication que nous avons traitée tout au long au chapitre des inhalations (Voir page 50).

Après le rapport de M. Hérard, un grand nombre de médecins se mirent à l'œuvre et, malheureusement, leurs résultats ne vinrent pas confirmer en tous points ceux auxquels étaient arrivés les premiers observateurs.

L'agent microbicide dont on espérait tout commen-

çait déjà à perdre de son prestige, et le doute repre-
nait peu à peu son rang dans le corps médical ; cependant, les méthodes avaient été suivies régulièrement ; il fallait encore des observations cliniques, car
on ne savait à quoi attribuer la différence énorme
qu'il y avait entre les succès de Seiler et Garcin et
ceux de Lépine et Dujardin-Beaumetz.

On en était là, lorsque, aidé des conseils de notre
chef de service, M. le Dr Gœtz, nous avons institué
ce nouveau traitement à l'Hôpital cantonal de Genève.

La présence du microbe de Koch dans les crachats
des tuberculeux étant d'une certaine importance pour
le diagnostic de cette affection pulmonaire, nous en
avons chaque fois fait une recherche minutieuse et
nous n'avons soumis au traitement que les malades
dont les crachats en contenaient d'une façon certaine. Nous voulions ainsi éviter toute erreur de
diagnostic qui aurait pu fausser les résultats et nous
exposer à des conclusions erronées.

Divers procédés de coloration du bacille de Koch.

Les méthodes employées pour colorer les bacilles
de la tuberculose ont beaucoup varié depuis les *procédés de Koch*.

Ce n'est qu'après de longs tâtonnements et après
avoir épuisé les différentes méthodes généralement
usitées pour la démonstration de semblables organismes dans les produits d'autres maladies infectieuses que Koch est enfin arrivé à son but. Il faisait

ses recherches non dans des crachats, mais dans des coupes de poumon qu'il colorait dans le mélange suivant :

Solution concentrée de bleu de méthylène dans l'alcool 1
Eau distillée 200

mélange auquel il ajoutait 2 centimètres cubes d'une solution de potasse au $\frac{1}{10}$.

Il laissait les objets à colorer de 20 à 24 heures dans cette solution, chauffée préalablement au bain-marie pendant une demi-heure à une heure jusqu'à 40° c.

Les préparations retirées et lavées étaient plongées dans une solution aqueuse concentrée de *vésuvine* pendant 2 minutes. De cette façon, le bacille de la tuberculose coloré en bleu se détachait sur un fond brun.

Ehrlich introduisit bientôt une opération intermédiaire à la double coloration, celle de la décoloration par l'acide azotique au $\frac{1}{3}$.

Les procédés d'Ehrlich et de Bälmer et Fræntzel diffèrent peu. Ces deux derniers se servent d'une solution fraîche et filtrée de $\frac{1}{40}$ de fuchsine ou de violet de gentiane dans de l'eau distillée, dans laquelle ils laissent la préparation pendant 24 heures. Puis ils décolorent complètement par l'immersion dans l'acide azotique au $\frac{1}{3}$ et ils colorent le fond avec une solution aqueuse de bleu de méthylène pour les bacilles colorés à la fuchsine, avec une solution aqueuse de vésuvine pour les bacilles colorés au violet de gentiane.

Le liquide colorant dont se sert Ehrlich est une solution de fuchsine dans un liquide alcalin ; la base alcaline choisie est l'huile d'aniline ou phénylamine.

On prépare cette solution de la manière suivante : on met dans un tube à essai un peu d'eau distillée à laquelle on ajoute quelques gouttes d'huile d'aniline jusqu'à saturation. On agite violemment le tube afin de mêler intimément l'huile à l'eau ; puis on ajoute à ce liquide une solution alcoolique saturée de fuchsine goutte à goutte, jusqu'à ce que la teinte soit assez foncée. C'est dans cette solution filtrée qu'on laisse la préparation pendant 24 heures à la température de 40 à 50 degrés. Puis on décolore dans de l'acide azotique au $^1/_3$, on lave et on colore le fond de la préparation en laissant celle-ci pendant quelques minutes dans une solution aqueuse de bleu de méthylène. Les bacilles se détachent en rouge sur fond bleu.

Weigert a apporté une modification au procédé d'Ehrlich ; il se sert de la solution suivante :

Violet de gentiane	gram.	1,50
Huile aniline	»	3,0
Alcool	»	0,15 cent. cubes.
Aq. dist.	»	1000,0

Toutes ces méthodes ont le grand inconvénient de demander un temps fort long et par conséquent de ne pas être à la portée de tous ; aussi a-t-on cherché à modifier les premiers procédés, de façon à faire toutes les manipulations dans un espace de temps beaucoup plus restreint.

Les premiers changements dans ce sens ont été apportés par Brem et Gibbes.

Brem emploie une solution très concentrée de fuchsine contenant 24 parties d'eau, 12 parties d'alcool fort et 2 parties d'aniline. Il ne laisse la préparation dans ce liquide que de dix minutes à une demi-heure, au lieu de 24 heures, puis il procède comme pour le procédé d'Ehrlich.

Gibbes emploie le rouge de magenta pour colorer le bacille, et colore le fond de la préparation avec de la chrysoïdine.

On a cherché à remplacer l'aniline par la toluidine (Fränkel), par la térébentine (Prior), par une solution d'acide phénique à 5 % (Ziehl, Neelsen), par l'ammoniaque au $\frac{1}{2}$ % (Weigert), par la potasse caustique au $\frac{1}{10000}$ (Löffler). Un quart d'heure suffit pour obtenir la coloration des bacilles.

On n'était pas encore satisfait, il fallait pouvoir agir avec plus de rapidité et sans perte de temps ; on réclamait un procédé clinique qu'on pût faire presque au lit du malade. Cela paraissait exigeant vu les difficultés qu'on avait été obligé de surmonter de prime abord ; on y est arrivé cependant et, aujourd'hui, il est permis d'opérer en moins de temps qu'il n'en faut pour le dire. Chaque médecin peut maintenant se donner la satisfaction de rechercher le bacille de la tuberculose, les solutions employées n'ayant pas besoin d'être renouvelées pour chaque opération, et les procédés s'étant beaucoup simplifiés.

C'est ainsi que Gabbett se sert de la méthode suivante qui a été vérifiée et préconisée par Ernst d'Heidelberg et par Dor[1], assistant au laboratoire du prof. Tripier. Dor y apporte quelques modifications. On colore le bacille dans une solution phéniquée de fuchsine.

Fuchsine . . . . gram.   1
Alcool . . . . »   10
Solut. ac. phénique à 5 % . . .   »   100

La lamelle, enduite de crachats selon la méthode ordinaire, est plongée pendant deux minutes dans cette solution que l'on chauffe légèrement jusqu'à l'apparition des premières vapeurs. Elle est ensuite lavée à grande eau et plongée pendant une minute dans la solution suivante :

Bleu de méthylène . . . .   1-2 parties.
Acide sulfurique 20 %   100

Le second temps de l'opération comprend la décoloration et la coloration du fond.

M. Pitrion[2], attaché au laboratoire de la Clinique médicale de l'Hôtel-Dieu de Lyon, vient de décrire d'autres procédés sur lesquels nous dirons plus loin notre opinion. Comme la précédente, sa méthode permet d'obtenir une préparation en trois minutes. Nous la donnerons avec un peu de détails comme étant la plus récente. Il remplace par l'eau ammoniacale l'eau d'aniline préconisée par Ehrlich, et

____

1. *Lyon médical*, 29 avril 1888.
2. Travail lu à la Société médicale de Lyon.

l'acide phénique en solution aqueuse indiquée par
Neelsen.

Il s'est arrêté aux solutions suivantes :

Solution A.

Alcool absolu.	. . .	100 gram.
Rouge de magenta	. .	10 —

Solution B.

Eau.	. . . . .	100 gram.
Ammoniaque liquide		3 —

Mélange C.

Alcool	. . . . .	30 gram.
Eau.	. . . . .	50 —
Acide azotique	. .	20 —
Vert d'aniline.	. .	à saturation.

Dans ce dernier mélange, indiqué d'abord par
Fræntzel, le bleu de méthyle a été remplacé par le
vert d'aniline. « Il faut avoir soin, dit l'auteur, de
faire dissoudre le vert dans l'alcool, de verser l'eau
ensuite et de n'ajouter l'acide azotique qu'en dernier
lieu. Ce liquide se conserve parfaitement longtemps
en flacons bouchés à l'émeri. »

On plonge la préparation dans un mélange de
1 cent. cube de la sol. A et 10 cent. cubes de la
sol. B pendant une minute ; on la lave à grande eau,
et on la laisse dans le mélange C pendant 45 secondes
au maximum. Les bacilles rouges se détachent sur
un fond vert.

D'après les conseils de M. Roux, M. Pittion a aussi

essayé les solutions suivantes qui, dans le même espace de temps, lui ont donné « des préparations aussi
belles et peut-être plus démonstratives encore. »

Solution A.

Alcool . . . . . . 100 gram.
Violet de gentiane . . *à saturation*.

Solution B.

Eau. . . . . 100 gram.
Ammoniaque liquide . 3 —

Mélange C.

Eau distillée . . . 20 cent. cubes.
Acide sulfurique. . 10 —

Solution D.

Solution aqueuse faible de chrysoïdine.

On laisse la lamelle pendant 1 minute dans le mélange des sol. A et B; on la lave et on la plonge pendant 45 secondes dans un mélange à parties égales
des solutions C et D.

Les bacilles sont colorés en violet sur un fond
jaune d'or.

« Les préparations faites à l'aide de ce procédé, dit
Pittion, ont montré une quantité de bacilles sensiblement plus considérable que celle obtenue au moyen
des méthodes précédemment employées ; cela tient
peut-être à ce que les anciens procédés ne coloraient
pas la totalité des bacilles de Koch.

« On est en droit d'affirmer que ce procédé les colore tous ; de nombreuses expériences ont démontré qu'il ne colorait qu'eux et était sans action sur les microbes étrangers à la tuberculose. Sous l'influence de l'ammoniaque, les bacilles sont légèrement gonflés et paraissent un peu plus gros que ceux traités par l'eau d'aniline ou l'acide phénique. Ils sont vivement colorés et ne peuvent échapper à l'examen le plus superficiel ; tous ces avantages font de cette méthode une méthode vraiment clinique. »

Nous regrettons de ne pouvoir confirmer les résultats obtenus par M. Pittion avec cette nouvelle méthode ; nous l'avons essayée à diverses reprises et toujours sans le moindre succès. Les crachats choisis contenaient cependant de nombreux bacilles comme le prouvaient des lamelles témoins préparées par le procédé que nous avons choisi, que nous employons depuis longtemps et qui nous a toujours réussi. Nous le décrirons plus loin.

Toutefois, nous n'oserions pas affirmer que le procédé de M. Pittion ne vaut rien ; peut-être entre ses mains donne-t-il de meilleurs résultats ; et aussi peut-être devons-nous attribuer nos échecs aux substances colorantes que nous avons employées, quoique nous ayons suivi à la lettre les indications données par l'auteur.

C'est ainsi que nous n'avons pu conserver que quelques heures à peine le mélange C du premier procédé ; nous n'en avons pas été surpris, car nous savions que les verts d'aniline ont une grande tendance à se décomposer sous l'influence des acides. Le contact prolongé du vert d'aniline avec l'acide azotique ne parait pas admissible sans que cette couleur soit rapidement dénaturée. M. Pittion se sert-il d'un vert spécial, c'est ce que nous ignorons.

Quant à la solution A du second procédé, elle nous parait inférieure aux solutions de fuchsine qui donnent toujours de bons résultats et nous ne voyons pas en quoi cette solution aurait la propriété de montrer une quantité plus considérable de bacilles ; probablement par le fait que les crachats étaient plus fortement bacillisés ! Aussi nous contenterons-nous d'employer de nouveau la méthode que nous avions précédemment, dont les manipulations sont assez rapides pour nous permettre d'obtenir, en 5 minutes, une préparation prête à être examinée au microscope.

Nous procédons de la manière suivante :

Nous écrasons une parcelle de crachat entre deux lamelles suivant la méthode habituelle et nous laissons simplement sécher à l'air ; car il nous a paru inutile et quelquefois désavantageux de passer les lamelles dans la flamme oxygénée dont l'action est difficile à graduer et dont l'effet est de griller les bacilles qui se ratatinent et deviennent méconnaissables. Nous plongeons les lamelles desséchées dans la solution suivante pendant une à deux minutes :

Fuchsine	gram.	1
Alcool	»	10
Sol. ac. phénique à 5 %	»	100

Nous lavons à grande eau et nous décolorons en plongeant alternativement la lamelle dans une solution d'acide nitrique au ⅕ et dans l'eau jusqu'à dis-

parition de la coloration rouge. Puis nous plongeons
la lamelle dans une solution concentrée de bleu de
méthylène pendant une à deux minutes ; nous lavons
à grande eau et nous pouvons examiner la préparation. Ce procédé nous a toujours satisfait, il est une
combinaison de l'ancien procédé d'Ehrlich et de celui
de Dor, dont nous avons abandonné le mélange de
violet de méthyle et d'acide sulfurique qui, s'il a
l'avantage de réduire en un temps et la décoloration
et la coloration du fond, a, comme la flamme, l'inconvénient de déformer les bacilles, malgré le peu
de temps qu'on y laisse la préparation.

Comme on compte maintenant par minutes le
temps nécessaire à la coloration des bacilles, une
différence de une ou deux minutes est à dédaigner
et n'est pas suffisante pour faire prévaloir tel ou tel
procédé comme s'il s'agissait d'heures.

La solution phéniquée de fuchsine dont nous nous
servons peut se conserver parfaitement pendant
longtemps sans la moindre altération ; nous en avons
fait l'expérience. C'est donc toujours à la fuchsine que
nous donnerons la préférence pour colorer les bacilles.

Quant au fond, c'est une affaire de goût ; que l'on
emploie le bleu, le vert, le jaune ou le brun, c'est in-
différent, pourvu que le microbe ressorte nettement.

Nous avons souvent remplacé le bleu de méthylène
par l'une de ces couleurs d'aniline en solution
aqueuse et nous avons été content des résultats. La
coloration rouge du bacille nous a paru très bien
ressortir sur un fond vert (vert brillant) ou jaune
(chrysoïdine P.).

Si nous nous sommes attardé sur les différents
modes de coloration des bacilles, c'est que cette

question prend tous les jours une importance nouvelle et qu'il est très utile de connaître un procédé simple, rapide, constant dans ses résultats et exempt de toute cause d'erreur.

Si la présence des bacilles dans une préparation permet de donner un diagnostic positif, leur absence n'a aucune signification, car elle dépend bien souvent de la méthode employée et de la marche suivie.

C'est donc avec assez de sûreté que nous faisions nos recherches et c'est dans ces conditions de certitude de diagnostic que nous commencions la médication fluorhydrique.

Pour faciliter la lecture des observations et pour faire embrasser au lecteur d'un seul coup d'œil l'état des lésions pulmonaires de nos malades, nous avons eu l'idée de joindre à chaque observation un petit schéma des faces antérieure et postérieure du thorax, représentant les symptômes d'auscultation notés avant et après le traitement.

Nous avons emprunté à M. Coiffier[1] (du Puy) son dessin schématique et ses différents signes.

Nous avons fait construire la *cabine d'inhalation* dans un des corridors de l'hôpital, tout près de la salle où se trouvent le plus grand nombre de malades tuberculeux, et dans un endroit où la ventilation est suffisante pour assurer le renouvellement presque constant de l'air.

---

1. Coiffier (du Puy). Précis d'auscultation.

La cabine, faite de briques placées de champ, mesure six mètres cubes et est munie d'une porte qui ferme hermétiquement, grâce à des bandes de caoutchouc fixées sur les bords de fermeture. Deux panneaux vitrés, permettant de voir tout l'intérieur de la cabine, existent, l'un sur la porte, l'autre sur une de ses faces latérales. L'intérieur est assez grand pour permettre à deux malades de s'y tenir commodément assis. Dans le fond se trouve une table sur laquelle est placé le flacon d'acide fluorhydrique.

Pour faire arriver l'air dans la cabine, nous avons imaginé d'employer l'appareil de Biedert, qui consiste en un soufflet cylindrique muni d'une ouverture sur l'une de ses deux faces extrêmes : suivant que l'on renverse l'appareil de manière à placer cette ouverture en haut ou en bas, le cylindre se remplit ou se vide d'air atmosphérique. Un tuyau de caoutchouc, muni d'un embout métallique, se place dans l'ouverture du cylindre plein d'air et va de là à l'intérieur de la cabine où son autre extrémité plonge dans le flacon d'acide fluorhydrique. L'air envoyé du dehors vient barbotter dans la solution et sort chargé d'acide par un tuyau d'échappement.

Le cylindre a une capacité de 10 litres, mais la quantité d'air envoyée dans la cabine a été estimée à 7 litres. On peut graduer l'arrivée de l'air au moyen d'un robinet situé au dehors et à portée de celui qui manœuvre le soufflet. En hiver, on peut chauffer facilement la cabine au moyen d'une lampe à alcool.

Nous nous sommes servi dans tout le cours de nos expériences de l'acide fluorhydrique du commerce au titre de 45 %, tout en variant les solutions. Nous avons expérimenté les solutions au $\frac{1}{8}$, $\frac{1}{2}$, $\frac{2}{8}$, etc., et l'acide tel qui nous a été livré par la fabrique. Mais l'acide pur n'a pu être supporté par aucun de nos malades. Nous nous sommes arrêté définitivement à la solution suivante :

        Acide fluorhydrique . . 300
        Eau 300

Le liquide est changé tous les cinq ou six jours ; nous nous basons pour cela sur l'appréciation des malades qui sentent quand le degré de concentration n'est plus suffisant. Ajoutons que le liquide qui a servi pendant six jours et qui paraît ne plus laisser dégager de vapeurs est encore assez actif pour attaquer rapidement le verre.

Nous avons eu passablement à lutter au début contre l'appréhension des malades qui redoutaient de commencer. Ce n'est qu'après leur avoir donné l'exemple que nous avons pu les décider.

La première séance d'essai a donc eu lieu le dimanche 12 février 1888, et c'est en présence de quelques malades que nous nous sommes soumis, MM. les D^{rs} Gœtz, Bourget et moi, aux influences du gaz fluorhydrique. Nous avons séjourné dans la cabine parfaitement fermée pendant une demi-heure sans éprouver le moindre malaise, malgré un envoi de 120 litres d'air ; ce qui faisait 20 litres d'air chargé d'acide par mètre cube. Nous n'avons noté aucune gêne dans la respiration ; l'odeur de l'acide est légèrement aigrelette et pas du tout désagréable. Nous avons remarqué un peu d'irritation des fosses nasales et des yeux, mais pas au point d'exagérer la sécrétion lacrimale ou nasale. L'irritation de la gorge est presque nulle. Les malades encouragés n'hésitèrent plus et, à partir de ce jour, les séances se firent avec une régularité parfaite.

Après deux ou trois séances d'une demi-heure, on laissa les malades pendant une heure tous les jours dans la cabine. Les femmes nous ont paru plus sensibles à être incommodées au début du traitement ; aussi devions-nous ouvrir la cabine et l'aérer complètement au milieu de la séance. Quelques jours suffisaient pour produire une certaine tolérance et cette précaution devenait inutile.

Nous sommes arrivé rapidement à faire supporter à la plupart des malades de 30 à 35 litres d'air chargé d'acide par mètre cube ; nous en avons encore quelques-uns qui n'ont pas interrompu le traitement depuis le 12 février et qui n'éprouvent pas le moindre inconvénient à recevoir 45 litres d'air par mètre cube. Nous avons amplement surpassé les chiffres de Seiler, qui ne fournit que 10 litres par mètre cube, et de Garcin, qui s'arrête à 30 ; et nous avons en outre employé une solution plus concentrée.

Une question que nous nous sommes souvent posée, c'est de savoir si l'infection par le séjour dans l'atmosphère confinée de la cabine n'était pas à craindre, bien que l'aération se fît régulièrement entre chaque séance et souvent pendant la séance même et bien qu'on envoyât par le soufflet une certaine quantité d'un air relativement pur.

Cette question a beaucoup inquiété les savants ces

derniers temps et un certain nombre d'expériences viennent d'être faites pour connaître les propriétés de l'air expiré.

Strauss [1], dans un travail publié dans les Annales de l'Institut Pasteur, donne un compte-rendu intéressant de ses expériences sur la recherche des microbes dans l'air expiré. Il arrive à la conclusion que cet air contient un seul germe pour 600 qu'en contenait l'air inspiré. On peut donc dire que l'air expiré est presque complètement dépourvu de germes, fait déjà prévu par Lister et démontré par Tyndall, qui considère l'air expiré comme *optiquement pur*. Strauss ajoute qu'il est *bactériologiquement pur*. Les recherches de Grancher, Charrin et Karth, Cadéac et Mallet, Germain Sée, Niepce d'Allevard, etc., ont toutes eu le même résultat.

L'auteur émet la théorie que les hommes ou les animaux réunis dans un espace confiné, loin de souiller l'air par leur respiration, tendent au contraire à le purifier, *en ce qui concerne les microbes*. L'air des locaux encombrés est souillé de microbes, *non par l'haleine*, mais par les vêtements, par les poussières soulevées par les mouvements, par l'expectoration desséchée sur le plancher et disséminée plus tard sous forme pulvérulente. Voilà le danger ; l'acte de la respiration n'entre donc pour rien dans la contagion de la tuberculose et ces cheminées d'appel situées au-dessus des lits des malades et destinées à entraîner les produits de leur expiration, n'ont pas l'importance qu'on a voulu leur donner.

---

1 Strauss. *Journ. de méd. et chir.* Juin 1838.

Il faut cependant que l'air inspiré soit *chimiquement pur*, condition qui n'est réalisable que par un renouvellement continuel de l'air que respirent les malades.

En présence de ces faits, nous n'avions plus à hésiter, et, jusqu'à présent, nous avons fait suivre le traitement à plus de 50 malades, sans incidents particuliers.

Nous ne dirons qu'un mot des phthisiques qui ne font les inhalations que depuis quelque temps ; mais nous allons donner en détail les observations des 30 tuberculeux que nous avons suivis jour par jour et avec un intérêt toujours croissant.

OBSERVATIONS

OBSERVATION 1

M. D. est âgé de 33 ans ; il est né de parents bien portants, mais une de ses sœurs est morte à l'âge de 20 ans d'une maladie de poitrine. Il a eu la rougeole et la fièvre typhoïde à l'âge de 13 ans ; une blennorrhagie et des chancres mous de 20 à 25 ans. A part cela, il a toujours joui d'une bonne santé ; a passé 7 ans dans quelques grandes villes d'Italie et 3 mois en Egypte. Il a toujours vécu dans de bonnes conditions hygiéniques, mais il est buveur d'absinthe et de vin blanc.

C'est au printemps de 1886, qu'apparurent les premiers symptômes de sa maladie actuelle : toux, expectoration peu abondante ; sueurs nocturnes, deux hémoptysies légères.

Il entre à l'hôpital en janvier 1888, avec les symptômes précédents beaucoup plus accentués ; de l'oppression ; une forte fièvre, sans rémission matinale ; de l'inappétence.

A l'examen de la poitrine (*fig. 1*) nous constatons de la submatité au sommet droit en arrière et en avant ;

12

du souffle bronchique dans la fosse sous-épineuse droite, de la respiration soufflante au même niveau à gauche et des râles humides dans la moitié supérieure des deux poumons. En avant à droite, la respiration est rude, soufflante et l'on entend quelques râles humides à la toux ; à gauche, rien de particulier.

En résumé, infiltration tuberculeuse des deux sommets, avec ramollissement à droite.

Le 19 janvier, le poids est de 49 kilos et les crachats contiennent de nombreux bacilles. Le 28 janvier, le poids n'est plus que de 47 kilos.

Le 15 février, le malade commence les *inhalations d'acide fluorhydrique* avec un état général relativement grave, malgré des signes physiques peu marqués.

La première séance reste sans effet.

Le second jour déjà, le malade se sent un peu d'appétit après la séance. Picotements dans le nez et la gorge. Le troisième jour, léger accès de toux au début de la séance ; gonflement de l'estomac ; renvois.

Depuis la cinquième séance, les transpirations vont en diminuant, l'expectoration est augmentée, mais facilitée ; la température reste élevée ; l'appétit, qui [avait semblé renaître, n'a pas reparu.

Cependant, le 25 février (10me séance), on constate une légère augmentation de poids. Le 2 mars (16me séance), le malade mange avec plaisir un peu de cacao à la viande.

Les transpirations qui étaient très abondantes au début ont complètement cessé. L'oppression est moins forte ; mais on ne note aucune amélioration de la toux, de l'expectoration, de la température et des signes physiques qui vont plutôt en s'aggravant ; l'amaigrissement fait de grands progrès, et la faiblesse est toujours plus grande. Le 5 mars, le malade demande à aller jusque chez ses parents ; il fait savoir qu'il ne rentrera pas à l'hôpital.

Il est mort chez lui le 27 mars.

Nous avons eu à faire là à une tuberculose à forme rapide, fébrile et, dans ce cas, les inhalations n'ont eu aucun résultat, ni sur les signes physiques, ni sur les signes subjectifs, quoique le malade ait bien sup-

porté le traitement et qu'on ait pu croire dès les premiers jours à un retour de l'appétit.

Un seul fait nous a frappé, c'est la diminution progressive et la cessation des sueurs nocturnes au moment où l'état général s'aggravait le plus.

OBSERVATION 2

E. B. est un jeune homme de 21 ans, qui ne paraît
pas avoir d'antécédents tuberculeux. Il a eu la rougeole
et une pneumonie dans son enfance. De 1882 à 1885, il
fit son tour de France et fut pris d'une fièvre intermit-
tente à Marseille, en mars 1885. Dans le milieu de la
même année, il commença à tousser, à maigrir et eut
3 ou 4 hémoptysies pour lesquelles il vint à l'hôpital
de Genève. Il n'avait à ce moment rien d'appréciable à
la percussion et à l'auscultation des poumons. En sortant de l'hôpital, il alla passer une année à Nice, en
revint amélioré et son état de santé resta passable jusqu'en juillet 1887, époque à laquelle il rechuta : perte
d'appétit, toux opiniâtre et expectoration abondante,
crachats sanguinolents, sueurs nocturnes.

Cet état persista et alla plutôt en s'aggravant sous
l'influence de mauvaises conditions hygiéniques. Le
16 janvier 1888, il se décida à entrer à l'hôpital.

Il présente alors tous les symptômes d'une évolution
tuberculeuse : amaigrissement, inappétence complète,
vomissements, fréquents accès de toux et expectoration
muco-purulente, oppression, sueurs nocturnes abondantes ; douleurs au sommet gauche, léger mouvement
fébrile.

A la percussion, on constate de la submatité au
sommet gauche en avant et en arrière.

A l'auscultation. EN ARRIÈRE. *A gauche.* On entend un souffle bronchique dans les fosses sus et sous-
épineuses ; des craquements et des râles humides au
même niveau, et de la bronchophonie.
A droite, rien de particulier.

EN AVANT. *A gauche.* Expiration prolongée, râles sous-
crépitants moyens dans les fosses sus et sous-claviculaires.

A droite. Rien de particulier.

En résumé, le malade présente de l'infiltration et un commencement de ramollissement du sommet gauche. (*fig. 2.*)

Les *inhalations d'acide fluorhydrique* sont commencées le 15 février (20 litres d'air par mètre cube). Le poids du malade est alors de 48 kil. 400 et ses crachats contiennent des bacilles de Koch. Dès les premières séances l'appétit revient ; le malade sort de la cabine « avec *l'estomac creux* », on est obligé de lui doubler sa ration et en quelques jours le poids arrive à 51 kil. 700. Le malade se trouve très bien du traitement ; il n'accuse qu'un peu de picotement des yeux et du nez.

Après neuf séances, l'expectoration devient plus facile ; les crachats changent d'aspect, de muco-purulents qu'ils étaient, ils deviennent blanchâtres, plus spumeux.

Le 26 février (11me séance). Poids 53 kil.

Depuis le 1er mars (14e séance), le malade supporte facilement 30 litres d'air par mètre cube. L'amélioration fait des progrès sensibles ; l'oppression a disparu ; la fièvre et les sueurs nocturnes ont cessé ; la toux est bien moins fréquente et l'expectoration, qui a beaucoup diminué, n'est plus purulente.

Le 10 mars (23e séance), le malade croyant bien faire, et, pour aspirer une plus grande quantité de vapeurs acides, se penche sur le flacon et fait de fortes inspirations en se bouchant le nez et en fermant les yeux.

Il ne tarde pas à éprouver les symptômes suivants : nausées et vomissements aqueux ; céphalalgie frontale, vue trouble, larmoiement, grande faiblesse. Il doit faire ouvrir la cabine et peut à peine regagner son lit.

Toute la journée il a une sensation de sécheresse et de brûlure des lèvres et de la bouche, le goût de l'acide persiste ; il a des maux d'estomac, des douleurs lancinantes dans le ventre ; de la diarrhée ; sa tête est « *lourde comme du plomb*, » il a du vertige et ne peut se tenir debout à cause de sa faiblesse.

Le lendemain, tous ces symptômes disparaissent, l'amélioration continue et, le 24 mars, le malade cesse le traitement après 37 séances : disparition de la toux et de l'expectoration ; le malade tousse encore un peu le matin en se levant ; cessation des sueurs nocturnes, de la fièvre, de l'oppression ; et augmentation de poids de 6 kil. 300 (54 kil. 700).

— 181 —

L'expectoration étant nulle, nous n'avons pu rechercher la présence des bacilles.

Les signes physiques se sont aussi amendés : les râles et les craquements ont disparu ; on n'entend plus qu'un léger souffle en arrière et de l'expiration prolongée en avant. Il n'y a pas de changement à la percussion.

Ce malade peut être considéré comme réellement amélioré à tous les points de vue, puisque nous avons noté la disparition de tous les symptômes subjectifs et un amendement assez marqué des symptômes pulmonaires.

Ajoutons que ce malade, sujet aux hémoptysies, n'en a pas eu une seule pendant toute la durée du traitement.

Cette observation présente encore ceci de particulier, qu'on peut y étudier les symptômes d'intoxication par le gaz fluorhydrique, grâce à une idée bizarre du malade. Nous avons vu le même fait se reproduire chez un malade qui ne fait pas partie de cette série d'observations ; les mêmes incidents ont été le résultat de cette imprudence.

OBSERVATION 8

B. Louis, âgé de 42 ans, sans antécédents tuberculeux, s'est toujours bien porté jusqu'en 1884, époque à laquelle il a eu une *pleurésie droite*.

Son état de santé a toujours laissé à désirer depuis cette maladie : toux, expectoration, sueurs nocturnes ; il s'est cependant remis au travail jusqu'au mois de novembre 1887.

A cette époque, il prend froid ; la toux et l'expectoration augmentent ; les sueurs nocturnes sont abondantes ; l'oppression survient au moindre effort.

Il entre à l'hôpital le 5 janvier 1888 ; c'est un homme

passablement amaigri, malgré les bonnes conditions hygiéniques dans lesquelles il se trouvait; il est cependant buveur. Il tousse fréquemment et par accès; il a beaucoup d'oppression; crache abondamment; ses crachats sont épais, nummulaires; il transpire beaucoup la nuit, a une température assez élevée matin et soir; n'a pas d'appétit, vomit presque tout ce qu'il mange, a de la diarrhée et une grande faiblesse; il présente en outre des symptômes de laryngite tuberculeuse.

A l'examen de la poitrine on constate des signes avancés et non douteux de tuberculose pulomonaire. (*fig. 3.*)

Percussion. — Matité de la moitié supérieure des deux poumons, en avant et en arrière.

Auscultation. — EN ARRIÈRE. *A droite*. Souffle cavitaire s'entendant dans les fosses sus et sous-épineuses. Gros râles humides dans la moitié supérieure du poumon; gargouillement à la toux. Voix à timbre retentissant, cavitaire.

A gauche. Les signes stéthoscopiques sont à peu près les mêmes; le souffle est moins accentué et les râles moins nombreux.

EN AVANT, *A droite*. Respiration rude, soufflante dans les fosses sus et sous-claviculaires; nombreux râles humides au même niveau.

A gauche. Mêmes signes, moins accentués. Pas de souffle.

En résumé. Infiltration tuberculeuse et ramollissement des deux sommets, plus prononcé à droite.

Pendant quelque temps, le malade prend un gramme de tannin par jour.

La diarrhée, assez rebelle, cède sous l'influence de la naphtaline (3 poudres de 0,25 cent. par jour). L'état du malade reste cependant stationnaire.

Le 15 février il commence les *inhalations d'acide fluorhydrique;* son poids est alors de 59 kil. 700. (Séance d'une heure; 20 litres d'air acide par mètre cube.) Bacilles dans les crachats.

Dès la seconde séance, le malade a envie de manger en sortant de la cabine; il se sent un peu d'appétit. Au début des premières séances, il est prix d'un léger accès de toux; il accuse des picotements des yeux et de la gorge; mais ne se sent pas autrement incommodé.

A mesure que le traitement avance, l'appétit redevient normal ; les vomissements cessent ; la toux et l'expectoration restent les symptômes prédominants ; le malade remarque que l'oppression diminue, surtout pendant la séance ; « *la poitrine est plus dégagée,* » dit-il.

Depuis le 23 février (8ᵉ séance), les sueurs cessent complètement, la fièvre est moins forte et ne persiste que le soir.

Le 25, le poids du malade est de 64 kil. ; il y a donc eu en dix jours augmentation de 4 kil. 300. Après douze séances, les accès de toux sont moins fréquents et moins pénibles ; l'expectoration, qui avait d'abord augmenté, diminue et devient moins purulente ; les nuits sont meilleures.

Malheureusement cette amélioration ne dure pas longtemps. Le 5 mars, le poids n'est plus que de 61 kil. ; l'appétit n'est plus si bon et, du 9 mars au 10 avril (53ᵉ séance), l'état du malade reste stationnaire pour aller ensuite en déclinant,

Le 13 avril, le poids est de 57 kil. ; l'appétit nul, la toux pénible et l'expectoration abondante ; les sueurs continuelles. De ce jour le malade ne quitte plus le lit et meurt le 24 avril.

Autopsie. — Le lobe du poumon gauche est complètement infiltré par de grosses masses caséeuses et contient plusieurs cavernules.

Le poumon droit est adhérent à la plèvre dans sa partie supérieure ; la plèvre est elle-même fortement épaissie. Au sommet du poumon et occupant les deux tiers supérieurs du lobe supérieur, on trouve une vaste caverne anfractueuse, entourée de nombreux noyaux caséeux ; dans le lobe inférieur, infiltration tuberculeuse disséminée.

Nous devons ces renseignements à notre collègue et ami, M. A. Dupraz, assistant d'anatomie pathologique.

Malgré l'étendue et la gravité des lésions, il est à remarquer que le traitement n'a pas été sans influence dans ce cas où il ne pouvait y avoir espoir de guérison.

L'observation nous montre que les symptômes les

plus pénibles ont été en partie amendés par les inhalations d'acide fluorhydrique. L'appétit est revenu rapidement, la fièvre a diminué, les sueurs nocturnes ont cessé ; l'expectoration a été rendue plus facile. Il est certain que la médication a apporté quelque soulagement à ce malade qui était malheureusement trop gravement compromis ; la consomption a repris le dessus et n'a pu qu'achever son œuvre. C'est à dessein que nous avons pris, comme sujets d'expérience, des malades du troisième degré, sachant parfaitement que nous ne pouvions rien sur la lésion ; mais il est intéressant de voir quels bénéfices, si petits qu'ils soient, on peut retirer dans ces cas-là ; heureux si seulement nous pouvons arriver à une légère prolongation de la vie par le relèvement momentané de l'état général.

OBSERVATION 4

Le malade qui fait le sujet de cette observation peut être rapproché en tous points du précédent ; aussi ne nous attarderons-nous pas à entrer dans trop de détails.

Atteint de lésions encore plus avancées, il a commencé le traitement le 15 février. Après une légère amélioration qui a porté surtout sur l'appétit, le poids et les sueurs nocturnes, et qui a duré quelques jours, le malade a décliné rapidement jusqu'au 29 mars 1888, jour de sa mort.

(Voir *fig. 4*, l'étendue des lésions pulmonaires confirmées par l'autopsie).

OBSERVATION 5

M. Charles, âgé de 41 ans, est né de parents bien portants ; un de ses frères est mort à l'âge de 30 ans, de *carie des vertèbres*. Il a encore une sœur bien portante.

Le malade a toujours joui d'une bonne santé, a toujours vécu dans de bonnes conditions hygiéniques, mais a fait quelques excès alcooliques. Au mois d'avril 1886, il commence à tousser, à cracher beaucoup, et à transpirer pendant la nuit. Au mois d'avril 1887 et au mois d'août de la même année, le malade a deux légères hémoptysies ; il n'en continue pas moins son travail de confiseur jusqu'au jour de son entrée à l'hôpital, le 17 octobre 1887.

Le malade présente à ce moment les symptômes suivants : Toux pénible, quinteuse, accompagnée quelquefois de vomissements ; expectoration assez abondante, muco-purulente, nummulaire ; forte oppression au moindre mouvement ; sueurs nocturnes ; pas de fièvre. Le poids du malade est de 54 k⁰ˢ 400. Les crachats contiennent des bacilles de Koch.

Du mois d'octobre 1887 au mois de février 1888, ces symptômes subjectifs s'amendèrent bien peu sous l'influence du traitement suivant : Potion créosotée alternant avec des pilules de Potain, huile de foie de morue, potions calmantes, pointes de feu tous les huit jours.

Quant aux signes physiques, ils restèrent les mêmes (*fig. 5*).

Percussion. — Submatité dans les fosses sus et sous-épineuses jusqu'à la pointe de l'omoplate du côté gauche.

Submatité dans la fosse sus-épineuse droite.

Auscultation. — En arrière. *A gauche.* Expiration prolongée et râles sous-crépitants moyens dans les fosses sus et sous-épineuses.

A droite. Rien de particulier.

En avant. *A gauche.* — Mêmes signes qu'en arrière.

A droite. — Rien d'appréciable.

Le 12 février, le malade commence les *inhalations d'acide fluorhydrique* et cesse tout autre traitement.

Son poids est alors de 57 kilos ; ses crachats contiennent toujours des bacilles.

Pendant la première séance, on envoie 20 litres d'air acide par mètre cube ; le malade ne ressent qu'un peu de picotement dans les fosses nasales.

Après la deuxième séance, il mange de meilleur appétit.

Du 12 au 20 février (6me séance), le poids augmente de 600 grammes, les sueurs nocturnes cessent.

A partir du 22 février (8me séance), le malade reçoit 35 litres d'air chargé d'acide par mètre cube sans en être incommodé.

Depuis le 23, il remarque qu'il crache plus facilement et plus abondamment, et que l'expectoration prend une teinte blanchâtre.

Ce n'est qu'à la treizième séance que le malade sent qu'il a moins d'oppression, que la respiration est moins gênée, surtout pendant le séjour dans la cabine.

Le 5 mars (20me séance), on note une augmentation de 2 kilos, une diminution notable de la toux et de l'expectoration qui est plus aérée, moins purulente et moins adhérente ; par contre, il y a augmentation de la salivation.

Le 20 mars (35me séance), l'amélioration subjective continue ; le poids est de 60 kilos ; l'état général du malade est bon ; il a repris de l'embonpoint et il se dit lui-même beaucoup mieux. Le 16 mai (90me séance), le malade est envoyé à la campagne, ne présentant plus comme symptômes subjectifs, qu'un peu de toux et d'expectoration, et, comme symptômes objectifs, que quelques râles et de l'expiration prolongée au sommet du poumon gauche en avant et en arrière.

Les crachats contiennent encore des bacilles. Le poids est de 61 kilos.

Chez ce malade, nous avons donc une réelle amélioration : disparition des sueurs nocturnes et de l'oppression ; augmentation de poids de 4 kilos ; retour de l'appétit et de l'embonpoint ; diminution notable de la toux et de l'expectoration qui a perdu ses caractères purulents et nummulaires.

Malheureusement, les signes stéthoscopiques, quoique amendés, persistent encore, et les crachats contiennent toujours des bacilles, faits qui doivent nous faire considérer le malade non comme guéri, mais seulement comme amélioré.

Sous l'influence d'un autre traitement, le malade,

nous l'avons vu, allait légèrement mieux, il avait augmenté de 3 kilos ; ce fait ne manque pas d'importance ; il nous montre en tous cas que, chez les individus dont la maladie est peu avancée, tout traitement a ses avantages quand il y a une bonne base hygiénique ; et probablement serions-nous arrivé au même résultat sans les inhalations d'acide fluorhydrique. Il est certain cependant que, dans le cas présent, elles ont eu une action favorable, puisqu'elles ont été la seule médication pendant trois mois.

Le malade est encore bien portant en ce moment ; mais il ne faut pas se dissimuler qu'une rechute est à craindre tant que tout symptôme n'a pas disparu.

OBSERVATION 6

P. Samuel, âgé de 40 ans, est né de parents bien portants ; il s'est marié à l'âge de 24 ans et a eu 8 enfants dont 6 sont morts en bas âge, l'un d'entre eux du *carreau*.

Il a toujours joui d'une assez bonne santé jusqu'en janvier 1887, époque à laquelle il a eu des hémoptysies à trois reprises différentes ; il toussait et crachait depuis quelque temps sans y attacher d'importance.

Pendant toute l'année 1887, il s'est fait soigner chez lui sans cependant interrompre son travail et est entré à l'hôpital le 16 janvier 1888. Le malade est un homme très amaigri, pâle ; il tousse par accès et a une expectoration abondante, muco-purulente, nummulaire ; inappétence, parfois vomissements, fièvre le soir, oppression assez marquée au moindre mouvement. Pas de sueurs nocturnes.

Le poids est de 43 kos 500 et les crachats contiennent de nombreux bacilles.

Les signes pulmonaires sont les suivants (*fig.* 6) :

Percussion. — EN ARRIÈRE. Matité dans les deux fosses sus-épineuses et submatité jusqu'à la pointe de l'omoplate à droite.

En avant. — Matité dans les deux fosses sus-claviculaires, et submatité dans la fosse sous-claviculaire droite.

Auscultation. — En arrière. *A droite*. Souffle bronchique au niveau de l'épine de l'omoplate; nombreux craquements et quelques râles sous-crépitants dans la moitié supérieure du poumon.

Nombreux râles sous-crépitants moyens à la base.

A gauche. Respiration dure. Expiration prolongée; quelques craquements dans la fosse sus-épineuse.

En avant. *A droite*. Souffle bronchique; craquements et quelques râles sous-crépitants dans les fosses sus et sous-claviculaires.

A gauche. Expiration prolongée et quelques craquements au sommet.

En résumé, infiltration des deux sommets, surtout à droite, où il y a commencement de ramollissement.

Foyer congestif à la base droite.

C'est dans ces conditions que le malade a commencé le *traitement fluorhydrique*, le 15 février 1888 (30 litres d'air chargé d'acide par mètre cube). Après la première séance, le malade accuse de la lourdeur de tête; cependant, il a « *une sensation de vide dans l'estomac* » et dit « *qu'il est en appétit* ».

Ce n'est qu'à la quatrième ou cinquième séance, que les picotements du nez et des yeux ont commencé.

L'appétit devient toujours meilleur, et cependant, on note une diminution de poids de 500 grammes en dix jours (du 10 au 20 février). Poids = 42 k⁰ˢ 500.

Le 22 février (7ᵐᵉ séance), la toux et l'expectoration augmentent de fréquence et de quantité; mais l'expectoration est plus facile; les crachats sont devenus blanc-gris, de jaune-verdâtres qu'ils étaient.

Malgré son bon appétit, le malade a fréquemment des nausées (Badigeonnage de la gorge avec de la cocaïne).

Le 1ᵉʳ mars, on note encore une diminution de poids de 500 grammes (poids = 42 kilos), sans qu'on puisse en trouver la cause; le malade mange bien, n'a pas de diarrhée, pas de transpirations. Mais du 1ᵉʳ au 10 mars, le malade regagne un kilo (poids = 43 kilos); il dit qu'il se sent tout autre, qu'il respire beaucoup plus facilement, qu'il a la poitrine dégagée; la toux est encore

assez rebelle, mais l'expectoration est moins abondante.

Le traitement est ainsi continué jusqu'au 16 mai (90ᵉ
séance), jour de la sortie de l'hôpital.

Voilà un malade dont l'état est plutôt resté stationnaire, on ne peut pas le considérer comme réellement amélioré.

Le retour de l'appétit a été très rapide ; la fièvre,
qui était peu marquée et qui n'existait que le soir, a
presque complètement disparu ; l'oppression a beaucoup diminué.

Au point de vue physique, on peut noter une légère diminution des râles et des craquements, mais
la différence entre les deux status est bien peu marquée pour en tenir compte.

D'un autre côté, si l'expectoration a perdu ses caractères purulents, elle n'en a pas moins continué à
exister ainsi que la toux, dont les accès, assez fréquents, n'ont presque pas été modifiés.

Dans les crachats, les bacilles ont persisté et le
dernier poids de 41 kil. 500 indiquait une diminution totale de 2 kil.

Cependant le malade était content du traitement, il
se disait beaucoup mieux, mais il est bien à craindre
que ce ne soit pas pour longtemps.

OBSERVATION 7

M. Georges, âgé de 52 ans, bijoutier, est né de parents
bien portants ; deux de ses oncles maternels sont morts
poitrinaires.

Le malade, habituellement bien portant, a fait quelques excès alcooliques.

Depuis quelques années, il s'enrhume facilement

pendant l'hiver ; mais il ne se sent réellement malade que depuis trois mois. Toux ; expectoration épaisse, verdâtre ; oppression ; perte d'appétit ; amaigrissement ; sueurs nocturnes ; fièvre le soir ; insomnies.

C'est avec ces symptômes que le malade entre à l'hôpital le 2 janvier 1888.

A l'examen de la poitrine, on constate de la matité en arrière à droite dans les fosses sus et sous-épineuses ; et de la submatité en avant, du même côté, dans les fosses sus et sous-claviculaires.

Auscultation. — En arrière. *A droite*. Souffle bronchique au niveau de l'épine de l'omoplate ; nombreux craquements, râles humides dans les fosses sus et sous-épineuses ; respiration rude, soufflante dans le reste du poumon ; râles sibilants disséminés dans tout le poumon.

A gauche. Pas de souffle ; les autres signes sont les mêmes qu'à droite.

En avant. *A droite* et *à gauche*. Craquements, quelques râles humides et râles sibilants dans les fosses sus et sous-claviculaires ; expiration prolongée du côté droit. *(fig. 7).*

Le poids du malade est de 52 kil., les crachats renferment des bacilles.

Soumis aux *inhalations fluorhydriques* le 15 février, avec 30 litres d'air acide par mètre cube, le malade ne ressent, le premier jour, qu'un peu d'irritation de la gorge et, à partir de la deuxième séance, il remarque qu'il a meilleur appétit. A la quatrième séance, l'irritation de la muqueuse nasale est assez forte pour produire un écoulement séreux par le nez.

Le 20 février (5e séance) l'appétit est très marqué ; la toux et l'expectoration, qui avaient d'abord un peu augmenté, diminuent de fréquence et de quantité ; l'oppression est moins marquée, surtout pendant la séance.

Le 24 (9e séance) le malade demande qu'on lui donne à manger de suite après la séance, parce qu'il a trop faim et ne peut attendre l'heure du repas.

Le 26, après avoir fait dix séances d'inhalations, le malade refuse de continuer sans motif sérieux et malgré le commencement d'amélioration qu'il constate lui-même.

Pendant une quinzaine de jours le traitement est suspendu et, chose curieuse, l'amélioration ne continue pas, aussi le malade, voyant qu'il perdait le bénéfice de ses premières séances et encouragé par ses camarades, demande à recommencer.

En quelques jours, en effet, l'appétit revient ; bientôt les transpirations diminuent et cessent tout à fait ; la fièvre tombe ; mais la toux, l'expectoration et l'oppression persistent sans grand changement.

Le 30 mars (27e séance) le poids est de 53 kil. ; les signes subjectifs s'amendent sensiblement ; l'expectoration diminue et perd son caractère purulent.

Le 16 avril, après 42 séances, l'état général est très bon ; l'appétit est normal ; les sueurs, la fièvre ont disparu ; l'oppression a diminué ; la toux et l'expectoration sont presque nulles et n'existent que le matin au lever.

On a de la peine à recueillir quelques crachats, mais l'examen microscopique y montre encore des bacilles de Koch.

Les signes physiques se sont notablement modifiés ; c'est ainsi que, malgré un examen attentif, on ne trouve plus de râles, ni de craquements. Seul le souffle persiste à droite, mais il est très doux et tend à disparaître. La matité n'existe plus qu'au sommet droit en arrière.

Le malade quitte l'hôpital le 16 avril pour aller passer quelque temps à la campagne ; son poids est alors de 54 kil.

Cette observation est intéressante à plusieurs points de vue ; c'est d'abord le retour rapide et progressif de l'appétit ; puis, l'arrêt de l'amélioration dès que le malade cesse le traitement et le retour du mieux avec la reprise des inhalations ; c'est enfin la disparition presque complète des signes subjectifs et physiques, malgré la persistance des bacilles dans les rares crachats que rend encore le malade. Si le bacille n'a pas été détruit, il est bien à supposer que l'acide fluorhydrique a eu sur lui une action atténuante.

Pourquoi chez ce malade, mieux que chez les autres, pouvons-nous noter un changement si avanta-

geux ? Nous l'ignorons. L'attribuer à l'action seule de
l'acide fluorhydrique, nous ne l'osons pas, car c'est
un fait isolé parmi tous les malades que nous avons
observés. Et pourtant l'acide fluorhydrique a été la
seule médication et le malade n'a pas été placé dans
des conditions plus favorables que ses camarades.

OBSERVATION 8

V. Frédéric, âgé de 39 ans, est agriculteur, son père
est mort *phthisique* et sa mère d'un *cancer de l'utérus*.

Marié à l'âge de 21 ans, il n'a eu qu'un enfant, qui est
bien portant.

En 1883, il s'embarque sur un navire marchand et va
aux Indes et en Afrique ; de retour l'année suivante, il
se remet aux travaux de la campagne.

Il a toujours joui d'une bonne santé jusqu'en avril
1885, époque à laquelle il entre à l'hôpital pour un
point persistant du côté gauche. Il ne présente alors rien
de particulier à l'examen de la poitrine.

Après quelques jours de repos, il retourne à ses occupations et rentre de nouveau à l'hôpital, en avril 1887,
pour une *pleurésie sèche* de la base droite. On constate
alors au sommet gauche de la rudesse inspiratoire et de
l'expiration prolongée. Il s'en va après un séjour d'un
mois ; mais, depuis cette époque, sa santé laisse
à désirer ; tout travail un peu pénible provoque de
l'oppression et s'accompagne d'accès de toux ; cette
toux est sèche et pénible ; il a fréquemment des frissons, des maux de tête ; l'appétit diminue.

Le 7 février 1888, se sentant très faible et ne pouvant
continuer son travail, il revient à l'hôpital pour la troisième fois.

La malade est alors très amaigri ; ses pommettes sont
roses, saillantes ; son facies est fébrile, son expression
triste, angoissée ; l'anorexie est complète ; la soif est
vive ; la toux, qui est fréquente, quinteuse, s'accompagne souvent de vomissements ; la température est élevée
matin et soir (elle oscille entre 38°,5 et 40°) ; les sueurs
sont abondantes et épuisent le malade ; les nuits sont
mauvaises. Le poids du corps est de 53 kil. et les crachats contiennent des bacilles.

L'examen de la poitrine dénote de la matité en arrière
à gauche dans les fosses sus et sous-épineuses. *(fig. 8).*

Auscultation. — EN ARRIÈRE. *A gauche.* Expiration prolongée, inspiration rude dans les fosses sus et sous-épineuses. Râles sous-crépitants moyens, disséminés dans toute l'étendue du poumon.

A droite. Expiration prolongée au sommet.

EN AVANT. *A gauche.* Mêmes signes qu'en arrière, mais limités au sommet.

A droite. Expiration prolongée au sommet.

Etant donnés tous ces symptômes, nous pensions à une tuberculose à marche aiguë rapide.

Pendant quinze jours, nous faisons prendre au malade des pilules de tannin et d'antifébrine sans amener aucun changement dans la marche de la maladie.

N'ayant plus aucun espoir, nous décidons cependant le malade, malgré sa grande faiblesse, à suivre le traitement fluorhydrique. Il commence, le 29 février, avec des séances d'une demi-heure, pendant lesquelles il ne reçoit que 15 litres d'air chargé d'acide par mètre cube.

Après la première séance, il se sent très fatigué et a la tête lourde ; mais, dès le troisième jour, il mange un peu de viande. A la cinquième séance, qui est d'une heure, le malade trouve que ce traitement lui fait du bien ; il est moins essoufflé, a meilleur appétit et n'accuse qu'un léger mal de tête et des picotements des yeux et du nez. La température paraît diminuer ; les transpirations sont toujours abondantes.

Le 12 mars, le poids est de 55 kil. 400 (augmentation de 2 kil. 400 en 12 jours) ; la fièvre est nulle et les transpirations diminuent.

Le 15 mars (16e séance) les sueurs ont cessé ; l'apyrexie continue ; l'oppression n'est plus si forte ; l'appétit est bon et le malade commence déjà à faire de petites promenades sans éprouver de fatigue ; il dit cependant que les jambes sont toujours faibles.

Le 20 mars, poids 57 kil. ; le 30, il arrive à 58 kil.

Le 10 avril (41e séance), poids = 59 kos ; l'amélioration continue, le malade va et vient, la toux est moins fréquente, elle ne s'accompagne plus de vomissements depuis longtemps ; l'expectoration, qui n'a jamais été très abondante, diminue sensiblement. Les signes physiques se localisent au sommet gauche.

Le 6 mai, le malade nous quitte après avoir fait soixante-sept séances d'inhalations.

Les signes stéthoscopiques se sont amendés.

13

Le sommet gauche postérieur est encore submat, l'expiration à ce niveau est prolongée et les râles humides sont limités aux fosses sus et sous-épineuses.

Partout ailleurs, on n'entend rien que de l'expiration prolongée. Les crachats contiennent encore des bacilles.

Nous avons à noter ici la disparition des phénomènes aigus que présentait le malade à son entrée à l'hôpital : chute de la fièvre, disparition des sueurs nocturnes, retour de l'appétit et de l'embonpoint, cessation des vomissements, augmentation de poids de 8 kilos en deux mois, diminution de la toux, de l'expectoration et de l'oppression.

Amendement des signes physiques.

Malheureusement, persistance des bacilles.

Ce cas démontre, d'une façon assez remarquable, que la tuberculose à forme aiguë, fébrile, n'est pas une contre-indication au traitement par l'acide fluorhydrique.

Dans ce cas particulier, le tannin administré au début, n'a pas eu une action bien favorable sur la marche de la maladie.

OBSERVATION 9

B. François, âgé de seize ans et demi, est né de parents bien portants.

Pendant l'épidémie de fièvre typhoïde qui eut lieu à Genève, en 1884, il a été atteint par la maladie avec son père et ses deux frères, dont l'un est mort. Notre jeune malade guéri, s'est assez bien porté jusqu'en novembre 1887. A cette époque, il prend froid et commence à tousser et à cracher.

Un léger mieux s'étant produit, il retourne à son travail jusqu'au mois de janvier 1888.

Il entre à l'hôpital le 24 janvier, et dit avoir beaucoup maigri depuis deux mois ; il présente en outre les symptômes suivants : toux, expectoration épaisse, nummulaire ; sueurs nocturnes, fièvre le soir.

L'appétit est conservé.
Les crachats contiennent des bacilles.

Percussion. — Submatité au sommet gauche en avant et en arrière.

Auscultation. — EN ARRIÈRE. *A gauche.* Souffle bronchique au niveau de l'épine de l'omoplate : râles humides et craquements dans les fosses sus et sous-épineuses.

A droite. Expiration prolongée au sommet.

EN AVANT. Mêmes signes qu'en arrière.

En résumé, infiltration du sommet gauche. *(fig. 9).*

Traité d'abord par des injections sous-cutanées d'eucalyptol sans aucun résultat, le malade est soumis aux inhalations d'acide fluorhydrique le 15 février 1888, avec 20 litres d'air chargé d'acide par mètre cube.

Pendant les premières séances, il ne ressent qu'un peu de picotement dans le nez et les yeux.

A la quatrième séance, il sent que sa poitrine se dégage, qu'il respire plus facilement et qu'il a davantage d'appétit.

A la septième séance, augmentation de l'expectoration qui est facilitée.

Le 1er mars (14me séance), le poids est de 44 kilos (augmentation d'un kilo) ; les transpirations ont cessé, la fièvre est nulle, l'appétit est excellent, la toux et l'expectoration ont diminué.

Le 5 mars, après dix-sept séances, le malade demande à partir pour Lyon où il doit rejoindre sa mère. Nous l'engageons inutilement à continuer le traitement pendant quelque temps encore.

A son départ, on constate que les signes stéthoscopiques n'ont pas changé ; le souffle est cependant moins fort ; les bacilles existent toujours dans les crachats ; mais les symptômes subjectifs se sont améliorés ; le malade, qui n'avait pas perdu l'appétit, mangeait cependant davantage pendant le traitement ; la disparition de la fièvre et des sueurs nocturnes ; la diminution de la toux et de l'expectoration obtenues en quelques jours pouvaient faire espérer une amélioration plus marquée, si le traitement avait été continué plus longtemps.

OBSERVATION 10

E. M. est un jeune étudiant de 21 ans, qui est né de parents bien portants. Atteint d'une *pleurésie gauche* il y a quelques années, il a toujours eu depuis une santé délicate. Il a eu de fréquentes hémoptysies, une toux et une expectoration muco-purulente abondante.

Envoyé à Wissembourg pendant l'été 1887, il en est revenu assez amélioré et a pu continuer ses études.

En février 1888, nous lui offrons de venir tous les jours à l'hôpital pour suivre le traitement fluorhydrique. Il accepte volontiers et commence le 24 février. Quelques jours auparavant il avait eu de légères hémoptysies à la suite d'excès de coït.

A l'examen de la poitrine, on constate en arrière un peu de submatité à la partie moyenne du poumon gauche.

A ce niveau, on entend un léger souffle et quelques craquements disséminés.

Les sommets paraissent indemnes. *(fig. 10)*.

Malgré plusieurs recherches, nous n'avons jamais trouvé de bacilles dans les crachats.

Pendant les premières séances, le malade n'éprouve rien de particulier. A la quatrième séance, il remarque que la salivation est augmentée; que la peau devient sèche; et il accuse des picotements dans les yeux, le nez et la gorge.

Les crachats ne sont plus hémoptoïques.

Le 29 février (6me séance), nous lui demandons de remarquer l'action du traitement sur le pouls et la respiration. Il constate que pendant la séance les pulsations et les mouvements respiratoires diminuent de fréquence; que les lèvres se sèchent et ont un goût aigrelet quand il y passe la langue; que la peau devient sèche, et que les cheveux perdent de leur poli et de leur souplesse; ils deviennent secs, durs, cassants. L'expectoration est plus abondante, mais plus facile et moins purulente. L'appétit est augmenté.

Le 10 avril (39me séance), surviennent de nouvelles hémoptysies provoquées comme la première fois par des excès sexuels; elles ne durent que 2 ou 3 jours.

Le 24 avril (53me séance), les signes stéthoscopiques se sont amendés; on n'entend plus de craquements; le souffle et la submatité persistent.

L'appétit est excellent, la toux a diminué, mais l'expectoration est toujours abondante.

Depuis le 25 avril, le malade n'est pas revenu.

Nous sommes ici en droit de considérer le diagnostic de tuberculose comme douteux, vu l'absence des bacilles dans l'expectoration et la localisation des signes stéthoscopiques à la partie moyenne du poumon.

Cependant, cette observation peut servir à compléter les autres, parce qu'elle renferme des renseignements que nous ne pouvions obtenir des malades ordinaires. Les effets du séjour dans cet air acide sur les sécrétions, sur la peau et les cheveux ; sur les appareils circulatoire et respiratoire sont autant d'indications que nous ne retrouverons pas ailleurs ; aussi est-ce à ce titre qu'il nous a paru intéressant de joindre ce malade aux autres.

OBSERVATION 11

M. Louis, âgé de 33 ans, est né de parents bien portants ; d'une constitution assez bonne en apparence, il est cependant sujet à s'enrhumer pendant l'hiver depuis son jeune âge.

Depuis l'année 1883 au mois de juin 1887, le malade a fait trois séjours à l'hôpital cantonal, pour tuberculose pulmonaire du premier, puis du deuxième degré, localisée au sommet gauche.

Sorti chaque fois très amélioré par les traitements les plus divers, il rentra dans notre service le 26 novembre 1887 ; avec le retour des premiers froids, la toux et l'expectoration avaient recommencé, accompagnées de quelques légères hémoptysies, d'oppression, de sueurs nocturnes, d'amaigrissement.

A son arrivée, le malade est fatigué, pâle, amaigri ; il respire avec peine, il tousse et crache beaucoup ; il transpire pendant la nuit et n'a pas d'appétit. Son poids est de 60 kilos ; les crachats renferment des bacilles.

Percussion. — On constate de la matité au sommet gauche en avant et en arrière ; de la submatité au sommet droit en arrière. *(fig. 11).*

Auscultation. — En arrière. *A gauche.* Souffle cavitaire dans les fosses sus et sous-épineuses. Voix et toux amphoriques au même niveau ; nombreux craquements humides et gargouillement pendant la toux dans la moitié supérieure du poumon.

A droite. Inspiration dure, sibilante dans toute l'étendue du poumon. Expiration prolongée et râles humides dans les fosses sus et sous-épineuses.

En avant. *A gauche.* Souffle cavitaire dans les fosses sus et sous-claviculaires. Râles humides, gargouillement pendant la toux au même niveau.

A droite. Inspiration dure, sibilante au sommet. Pas de râles, pas de souffle.

En résumé, infiltration tuberculeuse des deux sommets ; ramollissement et fonte du poumon gauche (3ᵐᵉ période).

Du mois de novembre au mois de février, le malade a suivi le traitement suivant: Essai infructueux du traitement Bergeon ; potions d'ergotine, d'apomorphine, arséniate de soude, huile de foie de morue créosotée, guaiacol, etc.

L'état du malade étant sensiblement le même qu'à son entrée, nous nous décidons à lui faire suivre le traitement fluorhydrique qu'il commence le 20 février, avec 25 litres d'air chargé d'acide par mètre cube.

Son poids est alors de 57 kilos (il avait diminué de 3 kilos).

Nous redoutions un peu l'action du gaz fluorhydrique sur un malade sujet à des hémoptysies fréquentes. Nous avons été heureux de constater un arrêt des crachements de sang du jour où le malade a commencé le traitement : simple coïncidence, sans doute ; mais preuve certaine que les vapeurs fluorhydriques ne les provoquaient pas.

Pendant les quinze premières séances, l'état du malade parut s'améliorer ; l'appétit était revenu ; les sueurs nocturnes avaient cessé ; la toux était moins fréquente et l'expectoration moins abondante et moins purulente. Le malade disait lui-même qu'il éprouvait une sensation de bien-être pendant la séance, et qu'il se garderait bien de manquer un seul jour.

Cet état, ne devait malheureusement pas durer ; nous ne pouvions espérer avoir modifié la forme hémorrhagique de sa maladie. Le 9 mars, survint une nouvelle hémoptysie à la suite de laquelle le malade fit la réflexion qu'il aurait craché une plus grande quantité de sang « *si le traitement n'avait pas modifié heureusement sa toux depuis quelques jours* ».

Abattu moralement et physiquement, le malade ne tarda pas à voir ses forces décliner rapidement.

Il ne retourna pas à la cabine et mourut le 20 mars.

Autopsie. — *Poumon droit.* Au sommet, petite caverne recouverte, en avant et en arrière, par une certaine épaisseur de tissu pulmonaire.

Semis de granulations tuberculeuses dans le lobe supérieur.

Poumon gauche. Grosse caverne occupant tout le lobe supérieur du poumon ; nombreuses cavernules ; semis de granulations tuberculeuses dans tout le poumon.

Thrombus né sur place dans une des branches de l'artère pulmonaire sans infarctus correspondant.

Dans la caverne de gauche, les vaisseaux sont disséqués et présentent de l'endartérite oblitérante.

Plèvres épaissies, adhérentes.

Foie. Infiltration graisseuse.

Intestins. Pas d'ulcérations.

Rien de particulier dans les autres organes. *(fig. 11).*

OBSERVATION 12

Le malade qui fait le sujet de cette observation est âgé de 32 ans et est entré à l'hôpital le 20 février 1888.

Son état général excessivement mauvais ne paraissait pas en rapport avec le peu d'étendue des lésions pulmonaires.

Percussion. — Submatité dans les fosses sus-épineuses et sus-claviculaires du côté droit.

Auscultation. — En arrière. *A droite.* Souffle bronchique au niveau de l'épine de l'omoplate ; quelques râles humides disséminés dans les fosses sus et sous-épineuses.

A gauche. Expiration prolongée et quelques râles humides dans la fosse sus-épineuse.

En avant. *A droite.* Respiration soufflante et quelques râles dans les fosses sus et sous-claviculaires.

A gauche. Râles sibilants.

Le malade commence le traitement le 29 février.

Il va avec peine jusqu'à la cabine et ne peut y rester l'heure entière.

Après neuf séances, on est obligé de suspendre le traitement qui n'a amené aucune amélioration.

L'état général devient toujours plus mauvais ; la fièvre persiste, sans rémission matinale et malgré toute médication ; tous les symptômes s'accusent de plus en plus et le malade meurt le 19 avril 1888.

L'autopsie n'a pu être faite.

OBSERVATION 13

F. François, âgé de 37 ans, graveur, est un buveur invétéré ; il a déjà fait deux séjours à l'hôpital pour *pneumonie* et pour *délire alcoolique.*

Il entre de nouveau dans notre service le 22 février
1888 ; on constate aux deux sommets les signes d'une
tuberculose pulmonaire au 2e degré. *(fig. 13)*.

Le malade tousse et crache beaucoup, n'a pas d'appétit, transpire la nuit et a beaucoup d'oppression : son
poids est de 55 kil.; ses crachats contiennent des
bacilles.

Il commence *les inhalations d'acide fluorhydrique* le
29 février 1888.

A partir de la 2e séance, il mange mieux ; il dit qu'il
se sent *dégagé* pendant la séance ; mais la toux et l'expectoration sont augmentées.

Le 4 mars (5e séance) l'expectoration est facilitée ;
l'appétit est bon, les nuits sont meilleures.

Le 12 (13e séance) l'amélioration subjective continue ;
les sueurs ont cessé ; l'oppression est moins forte ; la
toux est moins fréquente, mais l'expectoration est toujours abondante ; les crachats deviennent cependant
plus blancs ; le poids a augmenté de 1 kil. 400.

Le 15 mars (16e séance) on est obligé de renvoyer le
malade qui est rentré en état d'ivresse. Aucune modification n'est survenue dans l'état pulmonaire.

OBSERVATION 14

Mme P. Marie, âgée de 27 ans, est née de parents bien
portants et ne paraît pas avoir d'antécédents tuberculeux.

Mariée à l'âge de 20 ans, elle a accouché de deux
filles, qui sont actuellement en bonne santé, et d'un
garçon qui est mort de dysenterie à l'âge de 9 mois.
Les règles sont venues à l'âge de 14 ans ; elles ont toujours été régulières, peu abondantes et non douloureuses.

La malade croit avoir été soignée en 1884 pour une
pleurésie droite ; en 1885 pour une *bronchite suspecte.*
Depuis ce moment, elle continue à tousser de temps en
temps jusqu'à la fin de l'année 1887. Elle est alors obligée de cesser son travail ; elle entre à l'hôpital le 14
janvier 1888.

Elle souffre de maux de tête, de faiblesse, de verti-

ges ; elle a de fréquents accès de toux ; crache beaucoup, a de l'oppression et de la fièvre le soir, transpire
la nuit ; n'a pas d'appétit et a passablement maigri depuis plusieurs semaines. Son poids est de 45 kil. 500 et
ses crachats renferment des bacilles.

L'examen de la poitrine nous fait constater de la matité *en arrière à droite* dans les fosses sus et sous-
épineuses ; *à gauche*, de la submatité ; et, *en avant à
droite*, de la submatité dans les fosses sus et sous-claviculaires.

Auscultation. EN ARRIÈRE. *A droite*. Souffle cavitaire dans la fosse sus-épineuse. Râles humides avec
gargouillement à la toux au même niveau. La voix et
la toux ont un timbre retentissant.

A gauche. Souffle bronchique dans les fosses sus et
sous-épineuses ; quelques râles humides.

EN AVANT. *A droite*. Inspiration rude, expiration prolongée ; quelques râles humides, surtout quand la malade tousse.

A gauche. Expiration prolongée. *(fig. 14)*.

Le 16 février, la malade commence le traitement par
l'*acide fluorhydrique* (séance d'une heure, 20 litres
d'air chargé d'acide par mètre cube). Le premier jour,
picotements dans le nez et la gorge, augmentation de
la toux pendant la séance ; lourdeur de tête en sortant
de la cabine.

Le second jour, elle a des nausées, la vue trouble,
des bourdonnements d'oreilles, un peu de céphalalgie.

Le troisième jour, on aère la cabine au milieu de la
séance ; les accidents de la veille ne se reproduisent
pas ; la malade se trouve mieux, elle mange de meilleur
appétit après la séance.

Depuis ce jour, l'appétit augmente peu à peu et les
transpirations diminuent ; les accès de toux sont moins
fréquents et l'expectoration est plus facile.

Le 2 mars (14e séance), la malade ne transpire plus
et n'a plus de fièvre ; elle tousse beaucoup moins ; elle
a très bon appétit et a augmenté progressivement de
3 kil. 800.

Le 14 mars survient une angine herpétique, puis, le
20 mars, un abcès dentaire, que nous incisons le 23.

Le 25 mars, tous les symptômes de ces deux affections ont disparu et l'amélioration reprend son chemin jusqu'au 9 avril.

La malade nous quitte pour aller passer l'été dans le midi, elle est alors beaucoup mieux.

L'état général est bon, les forces et l'embonpoint ont reparu. L'appétit est excellent ; la fièvre est nulle ; les sueurs nocturnes ont complètement cessé ; les nuits sont bonnes ; la toux et l'expectoration sont rares, et l'oppression a disparu.

Nous trouvons encore des bacilles dans les quelques crachats que nous pouvons recueillir.

Les signes physiques se sont aussi amendés.

Il y a encore de la submatité au sommet droit en avant et en arrière.

A l'auscultation, les signes cavitaires ont disparu à droite ; on entend encore un léger souffle et quelques râles disséminés. Partout ailleurs on ne constate que de l'expiration prolongée et quelques petits craquements qui ne sont appréciables que lorsque la malade tousse.

Il y a certainement dans ce cas une amélioration subjective et objective à noter.

Le départ de la malade, après 44 séances, nous a fait regretter que le traitement ne fût pas continué plus longtemps, car les modifications survenues dans l'état des poumons étaient déjà de nature à donner confiance.

OBSERVATION 15

Mᵐᵉ S. Léonie, âgée de 33 ans, a perdu sa mère et un de ses frères de tuberculose pulmonaire ; elle a toujours eu elle-même une santé délicate et est très sujette à s'enrhumer depuis l'année 1880.

Les règles, survenues à l'âge de 14 ans, ont commencé à devenir irrégulières et moins abondantes depuis une année environ.

Au mois de juillet 1887, la malade ressent subitement des frissons et un point du côté gauche ; ce n'est que deux mois plus tard qu'elle entre à l'hôpital.

Les symptômes qu'elle éprouve en ce moment sont : une toux quinteuse, fréquente, pénible ; une expectoration purulente, abondante ; de l'oppression ; une fièvre assez vive et des sueurs nocturnes profuses. Elle a beaucoup maigri depuis deux mois.

Percussion. — Matité qui occupe en arrière tout le poumon gauche depuis l'épine de l'omoplate jusqu'à la base et submatité en arrière à droite dans la fosse sous-épineuse jusqu'à la pointe de l'omoplate.

Auscultation. — En arrière. *A gauche.* Souffle tubaire intense s'entendant dans tout le poumon avec foyer maximum à la pointe de l'omoplate ; nombreux râles sous-crépitants moyens et caverneuleux. A ce niveau, frémitus exagéré et bronchophonie.

Au sommet, expiration prolongée ; pas de râles.

A droite. Souffle bronchique et craquements nombreux dans les fosses sus et sous-épineuses.

En avant. *A droite et à gauche.* Inspiration rude et expiration prolongée sous la clavicule. *(fig. 15).*

Au mois de février, les symptômes subjectifs ne se sont pas encore amendés ; la fièvre est cependant moins forte ; mais on note en plus des vomissements fréquents après la toux. L'appétit est nul. Aux signes stéthoscopiques précédents s'ajoutent encore de la matité et de nombreux râles humides au sommet gauche en avant et en arrière ; des râles sous-crépitants moyens disséminés dans toute l'étendue du poumon droit et des râles humides en avant à droite dans les fosses sus et sous-claviculaires.

Notre collègue et ami le Dr Louis Droz, ayant trouvé des bacilles dans les crachats, nous soumettons la malade aux *inhalations fluorhydriques.* Elle pèse alors 38 kil. 200.

Pendant les premiers temps, la malade est si faible qu'on doit la porter jusqu'à la cabine, qui est un peu éloignée de la salle qu'elle habite.

Ce n'est qu'après la 8e séance que l'appétit semble renaître ; la malade a envie de manger, mais elle supporte difficilement la nourriture. Le 2 mars (12e séance) les transpirations ont cessé, l'expectoration est plus abondante et plus facile ; les accès de toux sont toujours fréquents, mais moins pénibles. Le 7 mars (16me séance) la malade éprouve un léger mieux ; les forces sont en partie revenues ; elle peut aller seule jusqu'à la cabine ; l'appétit est peu à peu revenu ; les vomissements ont cessé. Pour la première fois depuis qu'elle est au lit, la malade mange un beefteack avec plaisir. L'oppression diminue ; les nuits sont meilleures ; l'expectoration est moins purulente.

Le 20 mars (29e séance) on constate une augmentation de poids de 1 kil. 400.

Le 2 avril (38e séance) la malade est assez forte pour aller faire de petites promenades à pied.

Le 10 avril (45e séance) le poids est de 40 kil. 700 (augmentation de 2 kil. 500).

Le 16 avril (50e séance) l'état général s'améliore ; la fièvre et les transpirations sont nulles. L'appétit est bon, l'oppression est légère ; l'expectoration n'est plus du tout purulente, elle est muqueuse et peu abondante ; la toux, qui est moins fréquente, revient encore par accès, surtout la nuit. Pendant les quelques jours qui suivent, il se produit, sans cause appréciable, une légère rechute, que la malade attribue à un refroidissement.

Une nouvelle amélioration reparaît bientôt ; mais nous ne pouvons l'observer plus longtemps, la malade nous ayant quitté pour aller à la campagne, le 24 mai 1888, après avoir fait 86 séances.

A l'auscultation. — Du côté gauche les signes ont peu changé, il y a cependant beaucoup moins de râles.

A droite, en avant et en arrière, on n'entend plus rien d'appréciable ; le souffle et les râles ont disparu ; la sonorité est normale.

Nous avons donc ici obtenu la diminution et la disparition de certains symptômes très pénibles et qui étaient une cause d'épuisement pour la malade. Disparition des sueurs, de la fièvre, des vomissements ; retour de l'appétit ; augmentation de poids de 2 kil. 500 ; diminution de l'oppression, de la toux et de l'expectoration, qui a perdu complètement ses caractères purulents et nummulaires ; léger amendement des signes stéthoscopiques. Nous n'avons pas retrouvé de bacilles dans les crachats muqueux fournis par la malade. Loin de nous cependant la pensée de considérer cette malade comme guérie. Si, dans ce cas particulier, les bacilles n'ont pu être décelés, cela tient exclusivement à la nature de l'expectoration, qui ne présentait pas les conditions voulues pour une recherche de ce genre.

La persistance d'une grande partie des signes stéthoscopiques est une preuve suffisante d'un simple arrêt dans l'évolution de cette tuberculose *à forme pneumonique*.

OBSERVATION 16.

Mme F. Elisa, âgée de 26 ans, est née de parents bien portants et n'a pas d'antécédents tuberculeux. Elle est bien réglée, mais a des pertes blanches abondantes ; elle est mariée et n'a pas d'enfant.

La malade a toujours été d'une santé délicate ; elle a eu en 1885 plusieurs abcès froids de nature scrofuleuse.

C'est du mois d'août 1887, à la suite d'un refroidissement, que datent les premiers symptômes de sa maladie actuelle.

Elle se soigne à cette époque pendant trois semaines et reprend ses occupations ; mais la toux continue et, le 1er décembre, elle est de nouveau obligée de s'aliter : frissons, toux fréquente, peu d'expectoration ; sueurs nocturnes ; oppression ; fièvre ; inappétence ; vomissements ; amaigrissement. Elle entre à l'hôpital le 4 janvier 1888 avec les mêmes symptômes et présente, comme la malade de l'observation 15, les signes stéthoscopiques d'une tuberculose *à forme pneumonique*.

Percussion. — Matité occupant les deux tiers inférieurs du poumon gauche. *(fig. 16)*.

Auscultation. — En arrière. *A gauche.* Souffle tubulaire intense s'entendant dans tout le poumon et ayant son maximum à la pointe de l'omoplate.

Râles sous-crépitants moyens disséminés.

Au sommet quelques râles humides.

A droite. Expiration prolongée et quelques craquements dans la fosse sus-épineuse.

En avant. Rien d'appréciable.

Les crachats renferment des bacilles. Le poids est de 44 kil.

Les *inhalations fluorhydriques* sont commencées le 20 février. Pendant les six premières séances on n'observe rien de particulier.

A la septième séance, l'expectoration devient plus abondante ; la malade se sent un peu soulagée. Il faut arriver à la 15ᵉ séance pour obtenir un léger retour de l'appétit, la cessation des sueurs nocturnes et la diminution de l'oppression.

Le poids est alors de 43 kil.

Le 19 mars, les règles reviennent avec un retard de quelques jours et ne durent que quelques heures.

Le 24 mars, la malade sort de l'Hôpital après avoir fait 30 séances.

L'amélioration n'a pas été aussi marquée que dans le cas précédent.

Les signes physiques n'ont pas changé.

L'appétit est un peu revenu, les vomissements ont cessé, le poids a diminué de 1 kil. ; la toux et l'expectoration ont subi peu de modification. La fièvre n'a pas cessé. Les bacilles ont persisté dans les crachats.

En somme, le résultat n'est pas brillant.

OBSERVATION 17

B. Cyrille, âgé de 26 ans, est né de parents bien portants ; pas d'antécédents tuberculeux.

Il est marié et a une fille de 2 ans en bonne santé. Le

malade a fait quelques excès alcooliques et est sujet à s'enrhumer pendant l'hiver.

Depuis le mois de mars 1887, il va moins bien, commence à tousser davantage ; au mois de novembre, apparaissent des sueurs nocturnes, de l'inappétence, une augmentation de la toux et de l'expectoration, un peu de fièvre le soir.

Vers le milieu de février 1888, surviennent quelques légères hémoptysies ; le malade entre à l'hôpital au commencement de mars.

C'est un homme amaigri, d'apparence peu robuste.

Percussion. — Matité au sommet droit en avant et en arrière ; submatité au sommet gauche en avant et en arrière.

Auscultation. — En arrière. *A droite.* Souffle bronchique dans la fosse sus-épineuse, entouré de râles humides s'exagérant quand le malade tousse. Dans la fosse sous-épineuse, respiration rude, soufflante, avec des craquements jusqu'à la pointe de l'omoplante.

A gauche. Inspiration rude, expiration prolongée dans les fosses sus et sous-épineuses, craquements dans la fosse sus-épineuse.

En avant. *A droite.* — Expiration prolongée dans les fosses sus et sous-claviculaires, quelques craquements.

A gauche. Expiration prolongée dans la fosse sus-claviculaire.

En résumé. Infiltration des deux sommets, commencement de ramollissement à droite. *(fig. 17).*

Le malade pèse 55 kil. Ses crachats contiennent des bacilles.

Le 15 mars, le traitement est commencé.

Le malade fait 27 séances et sort de l'Hôpital avec une amélioration notable des signes subjectifs : retour de l'appétit ; augmentation de poids de 2 kil. ; diminution de la toux ; l'expectoration, qui avait d'abord augmenté, est devenue muqueuse et a presque complètement cessé ; disparition de l'oppression, des sueurs nocturnes et de la fièvre.

Peu de modification des signes stéthoscopiques, râles moins nombreux. Persistance des bacilles.

OBSERVATION 18

Mme B. Hélène, âgée de 44 ans, n'a pas de parents tuberculeux. Son métier de laitière l'obligeant à aller en char de bon matin par les plus grands froids, elle buvait passablement d'eau-de-vie pour se réchauffer. Mariée à l'âge de 26 ans, elle a eu quatre enfants, dont trois sont bien portants ; le quatrième a eu des convulsions dans son enfance, il est toujours resté plus ou moins idiot.

Les époques ont toujours été régulières et peu abondantes depuis l'âge de 13 ans.

Les débuts de la maladie actuelle remontent au moins de décembre 1887 ; la malade dit avoir toujours eu une excellente santé jusqu'à cette époque.

Elle entre à l'hôpital le 5 mai 1888 avec tous les symptômes d'une tuberculose pulmonaire assez avancée, à marche rapide, fébrile.

Percussion. — Submatité aux deux sommets en arrière et en avant. Matité, en avant et à droite, sous la clavicule jusqu'au bord supérieur du foie.

Auscultation. — En arrière. *A gauche et à droite.* Souffle bronchique dans les fosses sus-épineuses avec des râles humides dans les fosses sus et sous-épineuses.

En avant. *A gauche.* Souffle doux sous la clavicule avec râles sous-crépitants moyens augmentant par la toux.

A droite. Au niveau de la matité, sous la clavicule, souffle cavitaire entouré de râles cavernuleux. *(fig. 18).*

Poids 41 kil. Bacilles dans les crachats.

Traitement par les inhalations fluorhydriques, 25 séances. Aucune amélioration subjective, aggravation des signes physiques.

Nous ne pouvons suivre la malade, qui sort de l'hôpital, sur sa demande, à la fin de mai.

OBSERVATION 19

B. Théodore, âgé de 41 ans, a toujours eu une excellente santé. C'est un alcoolique invétéré. Il tousse un peu depuis quelques mois, mais n'y attache aucune importance et n'en continue pas moins son travail de manœuvre et ses excès de boisson jusqu'au 16 mai 1888. Il entre à l'hôpital le 19 pour une *pneumonie droite* dont il est vite remis.

C'est alors qu'il appelle notre attention sur sa toux. Il nous apprend que, depuis quelque temps, il a des sueurs nocturnes ; et on constate au sommet droit en arrière de la submatité, de l'expiration prolongée, des craquements et quelques râles muqueux. Partout ailleurs, la respiration est normale.

Le malade suit le traitement fluorhydrique du 6 juin au 3 juillet (27 séances). Ce jour-là, il part de l'hôpital sur sa demande. La toux et l'expectoration ont beaucoup diminué ; les sueurs ont cessé ; l'appétit est excellent.

Le poids a augmenté de 2 kil. 600 en un mois.

Diminution des râles au sommet droit.

Persistance des bacilles. *(fig. 19).*

OBSERVATION 20

M. Gaspard, âgé de 40 ans, n'a pas d'antécédents tuberculeux. Il fait remonter les premiers symptômes de sa maladie au commencement de mars 1888.

Il entre à l'hôpital le 26 avril 1888 et présente les symptômes suivants : toux et expectoration abondante ; forte oppression ; fièvre le soir ; sueurs nocturnes ; inappétence ; soif vive ; grande faiblesse générale. Poids 51 kil. 200. Nombreux bacilles dans les crachats.

Percussion. — Matité au sommet et à la base du côté gauche.

Submatité au sommet droit en arrière.

Auscultation. — EN ARRIÈRE. *A gauche.* Au sommet, léger souffle bronchique dans la fosse sus-épineuse ; craquements et quelques râles muqueux dans les fosses sus et sous-épineuses.

Signes d'épanchement à la base.

A droite. Inspiration rude, expiration prolongée dans les fosses sus et sous-épineuses. Pas de râles, pas de craquements.

En avant. *A gauche et à droite*. Respiration rude, saccadée. *(fig. 20)*.

En résumé. Léger épanchement à gauche. Infiltration du sommet gauche (2e degré) et du sommet droit (1er degré).

Le malade commence le traitement le 15 mai. A partir de la 5e séance, l'appétit revient peu à peu, le 25 mai (10e séance) les sueurs et la fièvre ont cessé ; le malade reprend des forces ; la toux diminue ; l'expectoration, qui avait d'abord augmenté, devient moins abondante et moins purulente, les nuits sont meilleures.

Le 30 mai (15e séance), le malade a bon appétit et mange avec plaisir.

Mais les signes stéthoscopiques changent peu.

Cependant l'épanchement disparaît peu à peu.

Après 21 séances, le malade se trouve beaucoup mieux ; l'oppression a presque disparu ; la toux est beaucoup moins fréquente ; le poids a augmenté de 2 kil.

Le 16 juin, après 30 séances, le malade demande à partir ; il n'a plus ni fièvre ni sueurs nocturnes ; ne tousse et ne crache que le matin en se levant ; n'a presque plus d'oppression ; il se sent assez fort pour reprendre son travail ; il pèse 53 kil. 600 (augmentation de 2 kil. 400).

Les signes d'épanchement ont disparu ; on n'entend plus qu'un léger souffle à la base gauche. Mais les signes du sommet sont encore les mêmes, et les crachats renferment toujours des bacilles.

Donc, amélioration subjective.

Presque pas d'amélioration objective[1].

OBSERVATION 21

M. Théophile, âgé de 22 ans, n'a pas de parents tuberculeux et a toujours joui d'une bonne santé jusqu'au mois de mars 1887 ; il *prend* à cette époque un *mauvais rhume* dont il se remet incomplètement. Au mois de

---

1. Nous venons d'apprendre que ce malade est mort quelque temps après sa sortie de l'hôpital à la suite d'accidents cholériformes subits, indépendants de son affection pulmonaire.

février 1888, survient une rechute à la suite de laquelle il continue à tousser et à cracher. Il entre à l'hôpital au mois d'avril.

Il a beaucoup maigri depuis quelque temps ; il tousse et crache beaucoup ; l'expectoration n'est presque pas purulente, plutôt muqueuse, blanchâtre ; il transpire un peu la nuit, n'a pas de fièvre ; l'appétit est resté relativement bon.

Percussion. — Submatité au sommet droit en avant et en arrière.

Auscultation. — En arrière. *A droite.* Inspiration rude. Expiration prolongée dans les fosses sus et sous-épineuses ; quelques craquements dans la fosse sus-épineuse.

A gauche. Respiration rude. Pas de râles. Pas de souffle.

En avant. *A droite.* Inspiration rude. Expiration légèrement prolongée dans la fosse sus-claviculaire.

A gauche. Rien d'appréciable.

En résumé. Infiltration du sommet droit. Sommet gauche suspect. *(fig. 21).*

Les crachats renferment des bacilles.

Le poids est de 57 kil.

Le malade est soumis aux *inhalations fluorhydriques* ; il fait trente-trois séances et à sa sortie de l'hôpital, tous les symptômes subjectifs ont disparu ; il a conservé cependant une petite toux sèche ; le poids a augmenté de 7 kilos. On n'entend plus de craquements à l'auscultation. L'expectoration étant nulle, on ne peut rechercher la présence des bacilles.

OBSERVATION 22

C Joséphine, âgée de 10 ans, est née de parents bien portants ; elle a une sœur de 7 ans que nous avons soignée pour dyphtérie laryngée.

Elle-même a eu la *rougeole*, la coqueluche et la scarlatine ; depuis quelque temps elle a beaucoup maigri, a perdu l'appétit, tousse fréquemment et a une expectoration abondante, épaisse ; elle a de l'oppression dès qu'elle fait quelques mouvements, a quelquefois de la fièvre le soir et transpire beaucoup la nuit.

Percussion. — Submatité du sommet gauche dans les fosses sus-épineuse, sus et sous-claviculaires.

Auscultation. — EN ARRIÈRE. *A gauche.* Respiration soufflante dans la fosse sus-épineuse ; expiration prolongée dans la fosse sous-épineuse. Craquements disséminés et râles sibilants dans ces deux fosses.

A droite. Expiration prolongée, inspiration rude, saccadée ; quelques craquements.

EN AVANT. *A gauche.* Expiration prolongée, rudesse inspiratoire.

A droite. Rien d'appréciable.

En résumé, infiltration du sommet gauche. Légère infiltration du sommet droit. *(fig. 22).*

Du 13 avril au 5 juin, la jeune malade a fait 50 séances.

Après 5 ou 6 séances, elle a pu supporter, comme les autres malades, des séances d'une heure, avec 30 litres d'air chargé d'acide par mètre cube. Pour un enfant, la dose nous paraissait d'abord trop forte ; mais jamais la jeune malade n'a éprouvé le moindre malaise.

Au contraire, nous avons bientôt vu reparaître l'appétit, les nuits devenir meilleures et les sueurs cesser complètement.

La respiration devint plus facile ; la toux et l'expectoration diminuèrent notablement. La toux, assez persistante, revenait toujours par accès.

Les signes physiques s'amendèrent un peu ; les craquements disparurent. On nota encore un léger souffle à gauche et des râles sibilants ; de l'expiration prolongée à droite.

Le poids augmenta de 3 kilos, mais les bacilles persistèrent.

Cette observation nous prouve que les enfants peuvent bien supporter le traitement et qu'on peut obtenir chez eux de bons résultats.

OBSERVATION 23

D. Jean, âgé de 23 ans, est né de parents robustes

qui ont eu douze enfants, dont trois sont morts jeunes de maladies inconnues ; une des filles qui a 18 ans est très anémique et suspecte de tuberculose pulmonaire.

Ce jeune homme s'est livré à tous les excès depuis 2 ou 3 ans ; aussi n'a-t-il pas tardé à en subir les conséquences. Il commence à tousser et à cracher ; dans le courant de l'année 1887, il eut trois hémoptysies assez abondantes, et bientôt il perdit toutes ses forces, maigrit rapidement et se décida à entrer à l'hôpital.

C'est un jeune homme pâle, amaigri, oppressé, il a quelquefois de la fièvre le soir, transpire beaucoup, tousse par accès qui reviennent fréquemment ; a des crachats muco-purulents, verdâtres, nummulaires, renfermant de nombreux bacilles ; n'a plus d'appétit.

Son poids est de 49 kilos.

Percussion. — Matité au sommet droit, en avant et en arrière. Submatité au sommet gauche en avant et en arrière.

Auscultation. — EN ARRIÈRE. *A droite.* Respiration soufflante dans les fosses sus et sous-épineuses ; nombreux râles humides au même niveau jusqu'à la pointe de l'omoplate.

A gauche. Expiration prolongée. Quelques craquements dans la fosse sus-épineuse.

EN AVANT. *A droite.* Expiration prolongée. Râles humides dans les fosses sus et sous-claviculaires.

A gauche. Quelques craquements.

En résumé, infiltration et ramollissement du sommet droit. Infiltration du sommet gauche. *(fig. 23).*

Le malade commence le traitement le 12 février 1888. A la seconde inhalation, il ressent des picotements dans le nez et des chatouillements dans la gorge qui occasionnent pendant la séance un peu de toux et d'expectoration ; l'appétit revient un peu.

Après 6 séances, l'écoulement nasal, qui était assez abondant, diminue ; le malade se sent plus *dégagé* ; il mange avec plaisir.

Le 23 (9ᵐᵉ séance), les transpirations cessent, l'appétit augmente, les crachats sont plus déliés, moins épais ; mais l'expectoration est très abondante, surtout la nuit.

Le 29 (15ᵐᵉ séance), le malade se trouve bien mieux

pendant le jour ; mais son sommeil est fréquemment
interrompu par les accès de toux qui diminuent peu.

Le poids est de 51 kilos.

Le 5 mars (20me séance), on constate une amélioration des signes physiques du côté gauche.

Le 20 mars (35me séance), la toux est moins fréquente
et moins fatigante ; l'expectoration diminue et devient
blanchâtre.

Le 24, les craquements ont disparu au sommet gauche..... Pas de changement au sommet droit.

Malheureusement, nous permettons une sortie le dimanche 25 mars ; le malade, au lieu d'aller se promener comme nous le lui avions recommandé, va passer
son après-midi au café à boire et à fumer ; il rentre très
fatigué et dans la nuit survient une hémoptysie assez
abondante qui se renouvelle le 5 avril. Le traitement
est interrompu du 25 mars au 30 avril, puis repris.

Le poids du malade, qui était redescendu à 49 kilos,
remonte à 50 kos 500 après quelques jours de traitement.

L'amélioration reprend le dessus, et le malade arrive au 22 juin avec quatre-vingt-quinze séances, et
un état général relativement bon. Il pèse alors 52 kos
500, quand une nouvelle hémoptysie nous oblige encore une fois à suspendre les inhalations.

Les signes physiques du côté droit font du progrès ;
on entend de nombreux râles de congestion disséminés
dans tout le poumon ; en avant, les râles sont devenus
caverneux et l'expiration prolongée est remplacée par
un souffle qui a des caractères cavitaires.

Il est certainement malheureux que ce malade soit
sujet à des hémoptysies ; d'abord, encouragé par une
amélioration notable, il n'a pas tardé à perdre confiance et à devenir très soucieux. Son état général se
ressent d'une façon fâcheuse de cette influence mo-
rale ; il décline tous les jours, n'ose plus bouger, ni
même manger de peur de provoquer une nouvelle
hémorrhagie ; il guette l'arrivée de chaque crachat et
s'effraie dès qu'il y voit quelques stries de sang.

Après avoir suivi pendant quelque temps une médication symptomatique nécessaire, il a repris le traitement fluorhydrique et le continue encore en ce moment. Les signes physiques se sont localisés au sommet droit ; les râles de congestion ont disparu ; et l'état général se maintient à peu près au même point. Les crachats renferment toujours des bacilles.

OBSERVATION 24

Mme L. Louise, âgée de 37 ans, a toujours joui d'une bonne santé jusqu'à l'âge de 33 ans. Elle est bien réglée depuis l'âge de 14 ans. Depuis 2 ou 3 ans, elle s'enrhume facilement et ne va plus bien depuis le mois de septembre 1887. Elle entre à l'hôpital.

C'est une femme amaigrie, qui tousse et crache beaucoup ; elle a de l'oppression, des sueurs nocturnes abondantes, une température assez élevée matin et soir, n'a pas d'appétit, vomit parfois après les accès de toux. Son poids est de 41 kilos. Ses crachats renferment des bacilles.

Percussion. — Submatité à gauche et à droite en arrière jusqu'à la pointe de l'omoplate.

Matité en avant à gauche dans les fosses sus et sous-claviculaires.

Auscultation. — EN ARRIÈRE. *A gauche.* Souffle bronchique dans les fosses sus et sous-épineuses, entouré de nombreux râles humides augmentés encore par la toux.

A droite. Respiration soufflante, nombreux râles humides dans les fosses sus et sous-épineuses.

EN AVANT. *A gauche* et à *droite.* Mêmes signes qu'en arrière.

En résumé, infiltration et ramollissement des deux sommets. *(fig. 24).*

La malade a fait, du 16 février au 4 juillet 1888, 120 séances d'inhalations.

Malgré la persistance des bacilles et des signes physiques, l'amélioration subjective est notable ; la malade suit encore le traitement actuellement et elle s'en trouve très bien.

Tous les symptômes ont disparu progressivement : vomissements, inappétence, fièvre, oppression, sueurs nocturnes.

La toux est restée presque sans changement, elle est cependant moins fréquente et moins pénible ; l'expectoration s'est beaucoup modifiée, elle n'est plus purulente, elle est très peu abondante. La malade a repris de l'embonpoint ; son poids, qui au début était de 41 kilos, est maintenant de 53 k^{os} 600 ; il y a donc eu augmentation de 12 k^{os} 600 en quatre mois ; enfin, l'amélioration est telle que la malade, qui pouvait à peine se lever, fait depuis quinze jours environ le service de veilleuse, de nuit, sans éprouver la moindre fatigue.

OBSERVATION 25

D. Louis, âgé de 37 ans, est un ouvrier de campagne qui est né de parents bien portants et qui a toujours joui d'une bonne santé jusqu'en 1882, époque à laquelle il eut une *pleurésie*.

Depuis l'année 1885, il fut sujet à s'enrhumer pendant l'hiver. Ne pouvant facilement se soigner chez lui, il entre à l'hôpital le 24 février 1888.

Il présente alors les symptômes suivants : toux fréquente, pénible, quinteuse. Expectoration muco-purulente, nummulaire, très abondante ; oppression, un peu de fièvre le soir, sueurs nocturnes profuses, anorexie marquée, vomissements. Son poids est de 53 kilos. Ses crachats renferment de nombreux bacilles.

Percussion. — Submatité des fosses sus et sousépineuses des deux côtés, surtout marquée à gauche.

Matité dans les fosses sus et sous-claviculaires gauches.

Auscultation. — EN ARRIÈRE. A *droite*. Souffle bronchique au niveau de la bronche. Expiration prolongée jusqu'à la pointe de l'omoplate. Râles humides et sibilants dans les fosses sus et sous-épineuses. Respiration rude ; inspiration sifflante dans le reste du poumon.

A gauche. Souffle bronchique dans la fosse sus-épineuse, se propageant dans la sous-épineuse. Nombreux râles humides disséminés jusqu'à la base.

Respiration rude dans la moitié inférieure du poumon.

EN AVANT. *A droite.* Expiration prolongée, nombreux râles sibilants.

A gauche. Respiration soufflante, craquements humides dans la moitié supérieure du poumon.

En résumé, infiltration de tout le poumon gauche et ramollissement du sommet, infiltration et commencement de ramollissement du sommet droit. *(fig. 25).*

Le traitement par les *inhalations fluorhydriques* est commencé le 27 février ; à la première séance, le malade ressent des picotements dans le nez et dans la gorge et respire déjà avec plus de facilité.

L'action sur l'appétit ne se fait sentir qu'à la cinquième séance. Ce que le malade apprécie le plus, c'est la facilité avec laquelle il peut respirer. Chaque jour l'oppression est moins forte. Les transpirations diminuent bientôt et cessent complètement à partir de la dixième séance.

Les nuits sont meilleures, l'appétit revient sensiblement, la fièvre cesse, l'expectoration est plus abondante. A la quatorzième séance, l'expectoration est moins purulente et a beaucoup diminué dans la journée ; le malade tousse moins et crache surtout le matin.

Le 20 mars (23me séance), le poids a déjà augmenté de 3 kilos.

Le 25 avril (57me séance), le malade va beaucoup mieux ; il ne présente plus comme symptômes que de la toux et de l'expectoration le matin en se levant ; les journées sont bonnes. L'appétit est excellent.

Le poids est de 60 kilos.

Le malade en est actuellement à sa *130me séance* (7 juillet). L'amélioration se maintient ; l'augmentation du poids a atteint 9 kilos.

Seules, la toux et l'expectoration persistent, mais sont loin d'avoir la même intensité qu'au début. Les signes physiques se sont localisés au sommet gauche ; à droite les râles ont disparu en avant et en arrière.

Les crachats ont encore des bacilles.

Le malade continue le traitement ; il a fait jusqu'à présent environ 250 séances ; nous espérons que l'amélioration ira en progressant ; peut-être faut-il persévérer pendant plusieurs mois pour obtenir la disparition de tous les symptômes.

OBSERVATION 26

C. Isaac, âgé de 42 ans, est un ancien alcoolique. Il a été soigné à l'hôpital en 1884, pour *delirium tremens* ; en 1886, pour *bronchite* et *pleurésie* ; en 1887, pour *tuberculose pulmonaire* et *épididymite tuberculeuse*. Le malade présente alors une oppression très marquée, il tousse et crache beaucoup ; a de la fièvre le soir et des sueurs nocturnes abondantes ; il n'a plus d'appétit ; son poids est de 56 kilos. Ses crachats contiennent des bacilles.

Percussion. — Submatité dans les fosses sus et sousclaviculaires gauches ; matité aux deux sommets en arrière, puis submatité jusqu'à la pointe de l'omoplate.

Auscultation. — En arrière. *A droite* et à *gauche.* Expiration prolongée avec râles muqueux dans la moitié supérieure des deux poumons. Sibilances disséminées.

En avant. *A droite* et à *gauche.* Expiration prolongée. Râles muqueux et sibilants dans les fosses sus et sousclaviculaires.

En résumé, infiltration tuberculeuse des deux sommets. Le malade est sujet à de fréquentes poussées congestives des deux bases.

C'est le plus ancien des malades que nous ayons soumis aux inhalations fluorhydriques ; il est le seul qui les ait continuées sans interruption jusqu'au 8 juillet, jour de sa 150me séance.

Son état général s'est notablement amélioré après plusieurs périodes de haut et de bas ; tous les symptômes qu'il présentait ont disparu à l'exception de la toux qui persiste encore, mais qui est presque insignifiante.

Il fait depuis un mois environ le service de veilleur de nuit ; c'est lui qui est également chargé du service de la cabine et qui fait fonctionner l'appareil destiné à envoyer l'air.

Les signes physiques se sont amendés ; les râles muqueux ont disparu des deux côtés ; on n'entend plus que quelques râles disséminés à la partie supérieure des deux poumons.

Un fait digne d'être relevé, c'est l'augmentation du poids chez ce malade qui pesait au début 56 kilos et qui pèse actuellement 70 k^{os} 700 (augmentation de 14 k^{os} 700).

OBSERVATION 27

Mme L. G., âgée de 32 ans, n'a pas de parents tuberculeux. Elle a toujours été bien réglée depuis l'âge de 14 ans. Elle a le malheur d'avoir un mari alcoolique qui la maltraite à chaque instant, et dont elle a eu 4 enfants. Elle a fait, en outre, 3 fausses-couches ; 3 de ses enfants sont morts jeunes ; le survivant est bien portant.

En 1886, elle a fait un séjour d'un mois à l'hôpital pour *pleurodynie* ; à cette époque, on ne trouve rien d'appréciable à l'auscultation.

En 1887, second séjour, son observation clinique porte le diagnostic de *pleurodynie* ; *pleurésie droite* ; *sommets suspects*.

Elle revient une troisième fois à l'hôpital, le 2 février 1888 ; elle est enceinte de cinq mois et présente alors des signes manifestes de tuberculose pulmonaire : Toux, expectoration, fièvre, sueurs nocturnes, inappétence, amaigrissement.

Percussion. — Matité dans les fosses sus-épineuses. Submatité dans les fosses sous-épineuse gauche, sus et sous-claviculaires du même côté.

Auscultation. — En arrière. *A gauche.* Souffle bronchique dans la fosse sus-épineuse ; râles humides dans les fosses sus et sous-épineuses.

A droite. Expiration prolongée, craquements dans la fosse sus-épineuse.

En avant. *A gauche.* Expiration prolongée et quelques râles humides sous la clavicule.

A droite. Quelques craquements dans la fosse sus-claviculaire.

En résumé, infiltration et commencement de ramollissement du sommet gauche ; infiltration du sommet droit.

Poids 52 kilos ; bacilles dans les crachats.

Les *inhalations fluorhydriques* furent régulièrement suivies par la malade, qui les supporta bien malgré son état de grossesse, et sans que cet état fut troublé. Améliorée subjectivement après cinquante séances, la malade voulut rentrer chez elle, contre notre consentement.

Bientôt après, elle accoucha avant terme d'un enfant qui ne vécut que quelques jours.

Elle alla cependant assez bien pendant un mois environ ; puis, de nouveau en butte aux mauvais traitements de son mari, elle ne tarda pas à rechuter ; son état s'aggrava sensiblement, et, ne pouvant se soigner chez elle, elle revint à l'hôpital dans une situation presque désespérée. Nous constatons alors un amaigrissement rapide, une toux opiniâtre et une expectoration abondante ; des sueurs nocturnes continuelles ; une fièvre très forte ; de l'inappétence, des vomissements et une faiblesse telle que la malade ne peut sortir de son lit. Les signes stéthoscopiques ont fait des progrès marqués ; on constate des signes cavitaires au sommet gauche, et des signes avancés de ramollissement à droite (*fig. 27*).

Depuis une quinzaine de jours, la malade a repris le traitement fluorhydrique ; mais nous n'avons pu constater aucune amélioration.

Il est probable que, si cette malade nous eût écouté et fût restée à l'hôpital, nous n'aurions pas eu à déplorer cette aggravation qu'a encore activée son état de grossesse.

Nous avons essayé de mettre l'acide fluorhydrique **en ballons** pour permettre à certains malades trop faibles de suivre le traitement sans aller à la cabine.

Nous avons pris des ballons en caoutchouc d'une contenance de 15 litres ; pour y faire arriver le gaz fluorhydrique, il suffit d'adapter leur robinet au tuyau de dégagement du flacon barboteur et de faire manœuvrer le soufflet. Nous avons choisi, comme sujets d'expérience, deux malades qui suivaient le traitement depuis quelque temps déjà, et nous avons essayé cette méthode avec un mélange à parties égales d'oxygène et d'air ayant barboté dans notre solution ordinaire : Eau 300, acide fluorhydrique 300. En choisissant l'oxygène, nous pensions faire bénéficier les malades anémiques de son action ; cependant, nous avons vu que ce gaz ne convenait pas à tous les tuberculeux, et que, dans certains cas, il pouvait être nuisible ; aussi, conseillons-nous de le remplacer simplement par de l'air atmosphérique ou de remplir le ballon avec un air s'étant chargé d'acide dans une solution beaucoup plus faible que celle que nous avons employée.

Après quelques inhalations du mélange gazeux à
parties égales, les deux malades d'essai éprouvèrent
une sensation de chaleur à la gorge, bientôt suivie
d'accès de toux et de douleur le long de la trachée et
de l'œsophage. Nous avons alors modifié le mélange
en ne chargeant le ballon qu'au tiers d'air acide.
Cette quantité est suffisante et est bien supportée.

Trois malades ont fait depuis les inhalations au
moyen des ballons, et ont pris pendant un certain
temps deux ballons par jour. Nous n'avons noté
qu'une seule amélioration (obs. 29). Voici l'observation de ces trois tuberculeux :

OBSERVATION 28

Mᵐᵉ R. S. est âgée de 40 ans ; son mari est mort d'une
maladie de poitrine en 1883. La malade a toujours été
bien réglée et a joui d'une bonne santé jusqu'en 1887.
Elle tousse cependant un peu depuis deux ans.

Elle entre à l'hôpital le 29 février 1888, après avoir
accouché d'un enfant de huit mois, qui mourut deux
jours après sa naissance. Pendant sa grossesse, elle
allait assez bien, mais toussait passablement. Elle arrive dans un état assez grave, qui ne date que de quelques jours ; c'est une femme amaigrie ; son facies est
coloré, fébrile ; elle tousse et crache beaucoup ; a des
transpirations abondantes ; une fièvre vive matin et
soir ; pas d'appétit. Les lochies sont normales et peu
abondantes.

Poids 41 kilos ; bacilles dans les crachats.

Percussion. — Matité occupant la moitié supérieure
du poumon gauche en avant et en arrière. Bruit de pot
fêlé en avant sous la clavicule ; submatité dans les
fosses sus et sous-épineuses droites.

Auscultation. — EN ARRIÈRE. *A droite.* Léger souffle au niveau de l'épine de l'omoplate. Râles muqueux
disséminés dans les fosses sus et sous-épineuses.

A gauche. Souffle cavitaire dans les fosses sus et
sous-épineuses, entouré de nombreux râles cavernu-

leux, gargouillement, râles humides et sibilants disséminés dans tout le poumon.

En avant. *A droite*. Expiration prolongée et quelques
râles muqueux sous la clavicule.

A gauche. Signes cavitaires sous la clavicule (pot
fêlé), râles humides dans la moitié supérieure du poumon (*fig. 28*).

En résumé, infiltration et commencement de ramollissement du sommet droit (2me degré).

Infiltration et ramollissement de tout le poumon
gauche, fonte du sommet (3me degré).

La malade commence le traitement le 10 mars. L'amélioration a porté sur l'appétit qui a un peu augmenté au
début ; les transpirations ont diminué, la respiration
est devenue plus facile, mais la fièvre a persisté ; la
toux et l'expectoration ne se sont pas modifiées et, à
partir du 9 avril, toute amélioration a cessé ; les symptômes subjectifs ont marché depuis avec l'aggravation
des signes stéthoscopiques.

Le 24 avril, après 42 séances, la malade a demandé à
partir de l'hôpital, croyant pouvoir mieux se soigner
chez elle ; son état ne laissait plus alors aucun espoir.

Dans cette observation comme dans celle de la malade précédente, il est facile de juger de l'influence
de la grossesse sur la marche des lésions tuberculeuses. Pendant toute la durée de la grossesse il
semble y avoir un arrêt, parfois même une régression de l'évolution tuberculeuse ; mais ce n'est que
momentané ; quand le produit est expulsé, la maladie
reprend une marche progressive et souvent très rapide, comme dans les deux cas que nous avons observés. Quand la mère a donné tout ce qui lui reste
de force vitale à un enfant qui vient lui-même au
monde dans des conditions déplorables, on comprend
la puissance du bacille sur des organes anémiés dont
la résistance est réduite à néant. Dans ces conditions,
tout traitement devient inutile.

OBSERVATION 29

A. M., âgé de 31 ans, est fils unique de parents bien portants et a toujours eu une bonne santé jusqu'en 1885. A cette époque, à la suite d'un refroidissement, il eut une *bronchite* qui dura cinq semaines environ. En hiver 1886, nouvelle atteinte dont il se remit aussi. En février 1888, il s'enrhume de nouveau ; mais cette fois, l'apparition de symptômes plus inquiétants le décident à se faire soigner à l'hôpital, où il entre le 4 avril.

Il a beaucoup maigri depuis deux mois, a perdu ses forces, tousse et crache beaucoup, a des sueurs nocturnes, de l'oppression ; il n'a plus d'appétit et vomit après chaque accès de toux. Pas de fièvre.

Poids 56 kilos ; bacilles dans les crachats.

Percussion. — Submatité aux deux sommets en avant et en arrière, surtout à droite.

Auscultation. — En arrière. *A droite.* Souffle bronchique au niveau de l'épine de l'omoplate, respiration rude, râles muqueux dans les fosses sus et sous-épineuses, se disséminant jusqu'à la base.

A gauche. Expiration prolongée et craquements dans les fosses sus et sous-épineuses.

En avant. *A droite.* Expiration prolongée et râles muqueux daus les fosses sus et sous-claviculaires.

A gauche. Expiration prolongée et quelques craquements au sommet. *(fig. 29).*

En résumé, infiltration des deux sommets, commencement de ramollissement à droite.

Le malade commence le traitement le 12 avril, il prend tous les jours deux ballons et n'a jamais éprouvé de sensation désagréable. Après quelques séances, la toux a progressivement et notablement diminué ; l'expectoration devenue plus facile, a d'abord augmenté, puis a perdu complètement ses caractères purulents, est devenue muqueuse et si peu abondante, qu'il a fallu plusieurs recherches pour retrouver des bacilles. L'appétit est revenu, les vomissements ont cessé, les sueurs nocturnes ont disparu.

Le malade a augmenté de 1 k° 200 et a repris sa gaieté.

Les signes stéthoscopiques n'ont pas subi de grands changements ; les râles ont cependant diminué à droite, le souffle est devenu moins fort.

Cette amélioration par les inhalations au moyen de ballons, montre que cette méthode peut, dans certains cas, rendre des services ; car, dans le cas particulier, il n'a fallu que **26** séances pour obtenir ce résultat.

Ce système a du moins l'avantage d'amener l'acide fluorhydrique plus directement en contact avec les voies respiratoires ; sa facilité d'application le met à la portée de tous et permet de l'employer à domicile.

OBSERVATION 30

Mme J. A. est âgée de 36 ans ; un frère et une sœur de la malade sont morts jeunes ; leur père est mort tuberculeux.

Réglée à 17 ans, notre patiente n'a jamais eu une santé bien robuste.

Elle s'est mariée à l'âge de 24 ans et a eu deux enfants.

En 1882, elle a commencé à tousser et à cracher quelques filets de sang. Depuis cette époque, elle n'a jamais été bien portante ; chaque année, au mois de juillet, sont survenues des hémoptysies ; celle de 1887 a été particulièrement forte.

Voyant que son état ne s'améliorait pas, Mme J. se décida à entrer à l'hôpital, le 18 avril 1888.

C'est une femme d'apparence chétive, très anémique, amaigrie ; elle tousse par accès, son expectoration est peu abondante, muco-purulente, nummulaire ; l'oppression est par moment assez forte, la température est élevée, les sueurs nocturnes abondantes, l'appétit nul.

Poids 33 k^{os} 700 ; bacilles dans les crachats.

Percussion. — Submatité au sommet droit en arrière et surtout en avant.

Auscultation. — EN ARRIÈRE. *A droite*. Râles humides disséminés dans tout le poumon ; inspiration rude, expiration prolongée.

A gauche. Expiration prolongée, respiration rude ; quelques craquements dans la fosse sous-épineuse.

EN AVANT. *A droite*. Nombreux râles humides dans les fosses sus et sous-claviculaires. Gargouillement pendant la toux. Les râles se disséminent jusqu'au niveau du foie. Expiration prolongée.

A gauche. Expiration prolongée ; pas de râles.

En résumé, infiltration du sommet gauche ; infiltration de tout le poumon droit et ramollissement du sommet. (*fig. 30*).

La malade commence le traitement le 25 avril. Pendant quelque temps, il semble y avoir une amélioration ; mais elle n'est pas de longue durée. En outre, nous avons observé plusieurs fois sur les lèvres, sur la langue et sur la face interne des joues, des brûlures résultant du contact direct de l'acide fluorhydrique. Nous avons dû faire préparer pour cette malade un mélange au quart, qui n'a pas été lui-même supporté pendant longtemps ; aussi, la malade a-t-elle cessé le traitement le 26 juin, après 50 séances environ.

La malade est encore actuellement dans le service [1] ; mais son état est des plus graves. Les quelques symptômes qui avaient paru s'amender ont redoublé d'intensité ; la fièvre est très forte matin et soir ; les sueurs nocturnes sont continuelles et très abondantes ; l'état général décline progressivement, et les lésions pulmonaires s'aggravent rapidement.

La matité occupe maintenant tout le poumon droit dans lequel on entend de nombreux râles carvernuleux en avant et en arrière. En avant, sous la clavicule droite, on trouve des signes cavitaires très nets avec bruit de pot fêlé ; à gauche, en avant et en arrière, nombreux râles humides au sommet.

Le traitement a donc été sans influence aucune.

Il faudrait encore d'autres observations afin de

---

1. La malade est morte dans le courant du mois de juillet.

pouvoir émettre une opinion sur ce système d'inhalations fluorhydriques au moyen de ballons.

Nous n'avons eu qu'un cas favorable sur trois. Un inconvénient du ballon, c'est que le malade tient l'embout dans la bouche et que le gaz peut, de cette façon, produire des brûlures (obs. 30). Il faudrait voir si c'est là une exception ou si le fait se représente souvent.

Nous espérons nous en rendre compte nous-même en continuant à soumettre un plus grand nombre de malades au traitement fluorhydrique.

Voyons maintenant les *résultats généraux* que nous avons obtenus avec les *inhalations d'acide fluorhydrique* et avec un nombre de séances qui a varié de 20 à 150.

Sur les 30 malades dont nous venons de donner les observations, nous comptons 19 améliorés, 3 stationnaires, 3 aggravés et 5 morts.

Les 19 améliorations peuvent se diviser ainsi :

2 malades améliorés notablement avec disparition des signes physiques (observations 2 et 7) ;

10 malades améliorés avec disparition d'une partie des signes physiques ;

7 malades améliorés au point de vue subjectif avec état stationnaire des signes physiques.

Dans ce nombre, nous comptons la malade de

l'observation 27, qui est sortie de l'hôpital dans de bonnes conditions, mais dont l'amélioration n'a été que très passagère, son état s'étant aggravé après l'accouchement.

Quant aux 18 autres malades, nous avons eu l'occasion d'en revoir un certain nombre depuis leur sortie de l'hôpital ; nous avons été heureux de constater que l'amélioration persistait. Sera-t-elle durable ? Nous l'ignorons, mais nous n'osons l'espérer, car bien rares sont les cas où la guérison est définitive et où la suite des évènements nous donne raison jusqu'au bout.

Quand il s'agit de tuberculeux, le mot de guérison, que l'on voit à chaque instant cité par les innovateurs de telle ou telle méthode, ne doit être prononcé qu'avec la plus extrême réserve.

De toutes les publications qui ont paru jusqu'à présent sur ce sujet, nous n'en trouvons aucune qui donne une statistique portant sur une durée de traitement aussi longue que la nôtre ; et, cependant, nous voyons les auteurs nous annoncer des guérisons définitives en un temps relativement court. Les conditions dans lesquelles nous nous sommes placé sont pourtant identiques et toutefois nous ne pouvons donner des résultats aussi brillants.

Le pourquoi, nous l'ignorons. Deux de nos malades sont partis dans un état que l'on pourrait certainement qualifier de guérison. Cependant, nous n'osons pas être aussi affirmatif ; nous préférons attendre et voir si, d'ici à quelques mois (nous devrions dire quelques années), l'évolution tuberculeuse, momentanément suspendue, n'a pas repris sa marche.

Quoiqu'il en soit, la statistique que nous présentons nous permet d'affirmer, comme les premiers observateurs, que les inhalations de gaz fluorhydrique ont une influence favorable manifeste dans la tuberculose pulmonaire. Comment agit cette médication ? Y a-t-il une action microbicide ? Nous ne le pensons pas, puisque, chaque fois nous avons retrouvé le bacille. Y a-t-il une action sur l'état général, peut-être même sur l'état moral du malade ? Nous l'ignorons ; mais ce que nous savons et ce que chacun peut constater, c'est que sous l'influence de ce traitement, les symptômes les plus pénibles disparaissent dans presque tous les cas peu avancés et souvent avec assez de rapidité, comme le prouvent nombre d'observations.

A quelle période de la maladie le traitement est-il le plus favorable ? Comme pour tout autre traitement, moins les lésions seront avancées, plus le malade aura de chances d'amélioration ; ce qui nous est confirmé par notre statistique.

Les 19 malades améliorés n'étaient arrivés qu'au premier et au deuxième degré de la maladie.

Sur les 5 malades morts pendant le traitement, 4 étaient porteurs de cavernes plus ou moins étendues ; le cinquième avait une tuberculose à marche rapide, fébrile.

Les 3 malades stationnaires présentaient une tuberculose anormale à forme pneumonique, pleurétique (obs. 10, 15 et 16).

Les 3 malades aggravés étaient en voie de formation de cavernes ou avaient une phthisie aiguë, rapide (obs. 18, 28 et 30).

Les femmes paraissent supporter moins bien le traitement que les hommes ; au début, nous devions faire aérer la cabine au milieu de la séance. Sur nos 30 malades, nous trouvons 8 femmes ; une seule figure parmi les malades améliorés (obs. 24) ; 3 sont restées stationnaires ; 3 se sont aggravées ; les stationnaires et les aggravés ne sont donc représentés que par des femmes. La huitième (obs. 27) d'abord améliorée, devrait encore compter parmi les aggravés.

L'apparition des époques pendant le traitement a toujours été régulière et ne nous a nullement fait interrompre les séances.

Une petite fille de 10 ans (obs. 22) et un jeune garçon de 16 ans (obs. 9) ont suivi régulièrement le traitement sans le moindre inconvénient et figurent parmi les améliorés.

Si nous comparons toutes nos observations, nous trouvons qu'une des premières, des plus constantes et des plus rapides manifestations du traitement, c'est le **retour de l'appétit.**

Nous sommes d'accord sur ce point avec la plupart des observateurs. Ce symptôme heureux a, dans plusieurs cas, apparu dès la première ou la seconde séance ; d'autrefois, il s'est fait attendre jusqu'à la cinquième ; rares sont les cas où il ne s'est manifesté qu'au sixième jour. Non-seulement ce symptôme apparaît, mais il persiste et devient toujours plus marqué pendant toute la durée du traitement. Beaucoup de nos malades ont faim immédiatement au sortir de

la cabine ; ils demandent à manger de suite tant ils
ont « l'*estomac creux*. » A une ou deux exceptions près,
ce symptôme a été obtenu *chez tous les malades* ; dans
certains cas, il a été le seul effet de la médication.
Cette action sur l'appétit est intéressante et même
suffisante pour justifier l'application du traitement à
des tuberculeux qui, dégoûtés de toute nourriture,
sont attaqués par la maladie avec d'autant plus de
force que leur résistance diminue par l'insuffisance
d'aliments réparateurs.

On a employé, le plus souvent sans succès, les
moyens les plus divers pour surmonter cette anorexie :
les amers, les lavages d'estomac, le gavage. Aucun
n'a eu jusqu'à présent une action aussi certaine que
l'acide fluorhydrique.

On a cherché à expliquer ce retour du fonctionnement des organes digestifs ; nous avons vu que le
prof. Lépine attribue à cet acide une action analogue
à celle de l'acide chlorhydrique. C'est possible, cependant nous n'avons jamais obtenu, au moyen de ce
dernier, des effets aussi rapides et aussi constants
qu'avec le gaz fluorhydrique. Quoiqu'il en soit, nous
nous bornerons à constater le fait sans chercher à
l'expliquer et à noter sur ce point la concordance
parfaite de nos observations avec celles des auteurs
qui ont étudié ce sujet avant nous.

L'augmentation du poids marche en général de pair
avec le retour de l'appétit. Nous avons eu cependant
dans certains cas, à noter une diminution passagère,
sans que nous puissions nous rendre compte de la

cause de ce fait. Au bout de peu de temps, l'équilibre se rétablissait, et la progression ascendante qui est la règle, était notée chez tous les malades améliorés et même chez les stationnaires.

Nous avons surpassé de beaucoup le chiffre maximum de cinq à dix livres obtenu par Garcin et Seiler et nous sommes arrivé chez certains malades à une augmentation vraiment considérable dont voici quelques exemples :

6 k^os 300 (obs. 2) ; 7 k^os (obs. 21) ; 8 k^os (obs. 8) ; 9 k^os (obs. 25) ; 12 k^os 600 (obs. 24) et 14 k^os 700 (obs. 26).

L'augmentation de poids des autres malades améliorés a varié de 2 à 4 kilos.

Outre le retour de l'appétit et l'augmentation du poids, nous avons noté la disparition des **vomissements** chaque fois qu'ils existaient.

Les séances faites directement avant ou après les repas, n'ont aucune influence fâcheuse sur la digestion. Il n'y a rien d'étonnant à ce que les malades, qui vont à la cabine après le repas, se rendent moins bien compte de l'action du traitement sur l'appétit.

La **diarrhée** n'est nullement modifiée par l'acide fluorhydrique.

Les **sueurs nocturnes** sont manifestement influencées par le traitement. A partir de la cinquième, quelquefois de la dixième séance, elles diminuent progressivement et ne tardent pas à disparaître définitivement.

L'action favorable de l'acide fluorhydrique sur la

fièvre, ne nous paraît pas aussi constante qu'ont bien voulu le dire les premiers observateurs. En général, quand la fièvre est élevée et n'a pas de rémission matinale elle persiste malgré le traitement et bien que l'on observe une amélioration d'autres symptômes. Mais, dans les cas où elle est légère et seulement vespérale, on peut espérer la voir cesser complètement au bout de quelques jours. Cela nous conduit à dire, et c'est ce que nos observations nous ont démontré, que les formes trop fébriles de tuberculoses, sans être une contre-indication au traitement, doivent être placées sur le même rang que les tuberculoses cavitaires sur lesquelles la médication n'a qu'un effet nul ou très passager.

L'hémoptysie est-elle une contre-indication ? De prime abord, il semble qu'il n'y ait pas lieu de poser la question ; d'autre part, si nous consultons nos observations, nous voyons qu'un de nos malades (obs. 11) est mort d'hémorrhagie pendant le traitement. Cependant, nous considérons ce fait comme accidentel. En effet, ce malade, qui a commencé le traitement dans un moment où il avait tous les jours des crachats hémoptoïques, n'a pas vu son état s'aggraver, au contraire ; après quelques séances, toute trace de sang avait disparu dans l'expectoration, et l'hémoptysie fatale n'est survenue qu'après un certain nombre de séances.

Un autre malade (obs. 10) a commencé les inhalations dans les mêmes conditions. Les crachats hémoptoïques n'ont pas continué ; nous avons eu à

noter chez lui deux légères hémoptysies dans le cours
du traitement. Toutes deux ont été consécutives à un
excès vénérien.

Le troisième malade (obs. 23) avait déjà fait qua-
rante-une séances, lorsque reparurent des hémoptysies assez inquiétantes à la suite d'un séjour de plusieurs heures dans une salle de café.

Il n'y a donc pas lieu d'incriminer le gaz fluorhydrique comme trop irritant, ainsi que veut bien le
dire le D' Burggræve (*Répertoire universel de médecine
dosimétrique*. Décembre 1888). Nous avons cependant
fait suspendre le traitement pendant les quelques
jours que durèrent ces hémoptysies.

L'effet des inhalations sur les accidents purement
respiratoires est loin d'être aussi nettement et aussi
constamment favorable.

L'**oppression** est un symptôme qui, s'il ne disparaît
pas toujours complètement, perd cependant de son
intensité en un temps relativement assez court. Nous
avons noté son existence chez presque tous nos malades. Il a disparu chez quelques-uns, s'est seulement
atténué chez d'autres. En tout cas, ce n'est pas sans
une certaine surprise, que nous avons vu le plus
grand nombre de nos patients accuser dans la cabine, pendant la séance, une sensation de bien-être
tout à fait remarquable ; suivant leur expression, ils
se « *sentent dégagés,* » la respiration se fait plus libre-
ment. On ne peut nier là l'action de l'acide fluorhydrique, puisqu'elle se manifeste au moment de l'inhalation pour cesser quelquefois dès que le malade sort

de la cabine ; à la longue, cette action devient plus durable et persiste dans les cas heureux.

La **toux** est, de tous les symptômes, celui sur lequel l'acide fluorhydrique a le moins de prise. Cela semble naturel quand on connaît les propriétés éminemment irritantes de ce gaz. Ce n'est pas à cela cependant qu'il faut attribuer ce peu d'action ; car nous n'avons jamais vu le traitement provoquer la toux ou l'augmenter. Les accès de toux n'ont jamais été plus fréquents dans la cabine qu'à l'air libre. Mais si la toux ne disparaît pas, elle diminue d'intensité ; elle devient dans tous les cas moins quinteuse, moins pénible. Et, dans plusieurs observations, nous avons noté qu'elle n'apparaissait plus que le matin au lever et cessait complètement dans la journée.

L'**expectoration** subit, pendant la durée du traitement, diverses modifications qui n'ont aucun rapport avec la toux ; c'est ainsi que très souvent les malades sont sollicités à cracher sans tousser. L'expectoration est plus facile en même temps qu'elle devient plus abondante pendant les 10 ou 15 premiers jours. Les jours qui suivent, elle perd peu à peu ses caractères purulents et diminue de quantité ; de jaune-verdâtre, épaisse, nummulaire qu'elle était au début, elle devient blanc-grisâtre, plus liée et plus aérée ; dans quelques cas heureux, elle est devenue complètement muqueuse et très peu abondante ; nous ne l'avons vue disparaître que chez deux de nos malades.

La **laryngite** est-elle modifiée par le traitement ?

Garcin et Seiler ne semblent pas avoir obtenu sur ce
point des résultats favorables ; nous n'avons pas eu
nous-même l'occasion de vérifier le fait ; un seul de
nos malades en était atteint (obs. 3). Mais il rentre
dans le nombre des morts, aussi ne pouvons-nous
former de conclusions à ce sujet.

Les effets favorables de la médication sur l'état général pouvaient nous faire attendre une amélioration
analogue des **signes physiques**. Nous avons été très surpris de voir qu'il n'en était pas ainsi.

Chez beaucoup de nos malades, les lésions sont
restées stationnaires bien qu'il fût survenu un grand
changement dans les symptômes subjectifs : retour de
l'appétit et des forces, augmentation de poids, disparition des sueurs et de la fièvre, diminution de la
toux, de l'expectoration et de l'oppression.

Nous avons eu cependant plusieurs cas où les
signes stéthoscopiques s'étaient amendés et où nous
avons pu constater une diminution des souffles et
des râles, une localisation aux sommets ; quelquefois,
la disparition des craquements ; mais ces signes sont
toujours restés assez nets pour ne pas passer ina-
perçus.

Deux malades seulement (obs. 2 et 7) sont partis
pour ainsi dire guéris ; malgré un examen attentif on
ne pouvait plus reconnaître de signes d'infiltration.
On n'entendait plus que du souffle avec de l'expiration prolongée à l'un des sommets, indice d'une
induration pulmonaire persistante.

Nous ne parlerons pas des signes cavitaires ; jamais
nous n'avons vu des cavernes ou même des ramol-

lissements étendus rétrograder dans leur marche. Tous nos malades caverneux sont morts, après avoir obtenu toutefois de la médication un soulagement momentané.

Les **bacilles** sont-ils détruits par les inhalations d'acide fluorhydrique, comme l'affirment MM. Garcin et Seiler ? Nous nous sommes attaché d'une façon toute spéciale à cette question, dont l'importance ne peut être contestée aujourd'hui ; nous avons examiné les crachats de nos tuberculeux, *avant, pendant* et *après* le traitement et sans changer le procédé que nous avions choisi dès le début et dont nous avons déjà donné le détail.

Toujours nous avons trouvé des bacilles en quantité variable ; il est vrai que souvent nous avons noté une forte diminution quand nous comparions avec un examen précédent ; mais le fait se reproduit aussi quand on fait un certain nombre de préparations du même crachat ; on n'en rencontre pas deux dont la quantité soit la même d'une façon appréciable ; aussi nous abstiendrons-nous de discuter la valeur de nos préparations au point de vue de la quantité des microbes trouvés, cette appréciation étant sujette à varier avec une foule de circonstances. Ce que nous constatons, c'est la permanence du bacille, malgré un traitement d'une durée fort longue.

Dans deux cas cependant, la nature de l'expectoration ne nous a pas permis de retrouver le bacille (obs. 2 et 21) ; dans trois autres cas (obs. 14, 26 et 29), cette recherche a été assez difficile.

Les dernières expériences de Grancher et Chautard [1], qui ont eu pour but de rechercher l'influence des vapeurs d'acide fluorhydrique sur le bacille tuberculeux, confirment en tous points notre manière de penser.

Les auteurs se sont attachés à démontrer :

1° L'influence de l'absorption de vapeurs d'acide fluorhydrique par les voies respiratoires sur l'évolution de la tuberculose conférée aux lapins par inoculations intraveineuses.

2° L'action de l'acide fluorhydrique sur les cultures de tuberculose *in vitro*.

Ils arrivent à la conclusion que, dans leur première série d'expériences, l'action des vapeurs d'acide fluorhydrique sur l'évolution de la tuberculose expérimentale *a été nulle*.

Dans leur seconde série d'expériences, les cultures même ont été soumises à des vapeurs d'acide fluorhydrique plus ou moins concentrées.

Des expériences faites avec des solutions au titre de 10, 20, 40, 60 p. 100, on peut conclure que *l'action directe* des vapeurs d'acide fluorhydrique sur le bacille tuberculeux *est réelle*, puisque les animaux d'essai sont tous morts en trois et quatre jours après les témoins, *mais que cette action est très faible*, puisque la survie a été très courte.

Dans d'autres expériences faites avec des solutions au titre de 40, 60, 80 p. 100 et avec de l'*acide pur* du commerce, les lapins d'essai ont tous succombé après les lapins témoins et cela d'autant plus tard

1. Grancher et Chautard. *Un. méd.* 12 juin 1888.

que la solution était plus concentrée. Le lapin inoculé avec la culture traitée par l'acide pur a survécu le plus longtemps. Il a été sacrifié deux mois après l'inoculation. L'autopsie a démontré chez lui comme chez les autres des lésions tuberculeuses dans la rate, le foie, le poumon.

De ces dernières expériences, les auteurs concluent que *l'action directe et prolongée des vapeurs d'acide fluorhydrique sur le bacille tuberculeux diminue sa virulence, mais ne le tue pas.*

Si l'acide fluorhydrique ne détruit pas le bacille par un contact direct, il est à supposer qu'il ne le détruira pas dans la profondeur de l'organisme. Mais comment expliquer les cas heureux ? Peut-on admettre l'atténuation de l'action du microbe, ou la transformation du microbisme actif et destructeur en microbisme latent (Verneuil) ? C'est une question que nous ne pouvons résoudre.

« Il semble, disent Grancher et Chautard, que nos expériences n'autorisent pas toutes les espérances qu'a fait naître l'observation de cas favorables dans l'espèce humaine, à moins que, par une action indirecte sur les sécrétions et la nutrition, les vapeurs d'acide fluorhydrique n'influencent favorablement la marche de la tuberculose; mais toutes ces tentatives sont légitimes pour combattre l'agent de la phthisie pulmonaire, et les vapeurs d'acide fluorhydrique, qui sont très bien supportées par la plupart des malades, sont en somme un moyen d'atténuation, sinon de destruction, du bacille tuberculeux. C'est déjà quelque chose. »

Nous n'avons pas connaissance d'expériences faites sur le degré de virulence des crachats de tuberculeux soumis aux inhalations d'acide fluorhydrique. Ce serait là un intéressant sujet d'étude qui donnerait des renseignements directs sur la valeur du traitement chez l'homme.

Urine. Les *analyses d'urine* faites par M. le Dr Bourget nous ont fourni quelques indications sur la quantité d'urée et de phosphates éliminés en 24 heures. En général, nous avons constaté une élévation du taux de l'urée dans le cours du traitement. La quantité des phosphates, qui a passablement varié d'un jour à l'autre, a atteint cependant pour chaque malade une moyenne qui a oscillé entre 2,24 et 3,29 et qui est plus forte que celle notée avant le traitement.

Autant que nous pouvons en juger d'après les chiffres obtenus, l'urée et les phosphates ont augmenté en raison de l'augmentation de l'appétit et de la diminution de la fièvre, des sueurs et de l'expectoration.

Un des malades (obs. 26) dont l'amélioration a été sensible et qui a fait un nombre considérable de séances (150) a atteint certains jours un chiffre très élevé des produits excrétés pour arriver à une moyenne peu éloignée de la normale; c'est-à-dire:

<pre>
          Urée   en 24 heures 28,68
          Phosphates   »   4,70
</pre>

Cette augmentation, indice d'un travail plus considérable de l'organisme sous l'influence du traite-

16

ment, marchait de pair avec l'amélioration de l'état général et la diminution des signes locaux.

Le traitement par les inhalations d'acide fluorhydrique ne nous a jamais paru avoir d'*inconvénients* sérieux. Nous avons noté dans presque tous les cas du picotement des yeux, du nez et quelquefois de la gorge, allant chez certains malades jusqu'à produire du larmoiement et du coryza. Parfois, après les premières séances, les malades ont accusé un peu de céphalalgie et des bourdonnements d'oreilles, mais d'une façon très supportable et très passagère.

A deux reprises, nous avons observé des phénomènes d'**intoxication**, sans avoir cependant à incriminer la méthode de traitement employée.

Dans les deux cas, les deux malades en question se trouvant bien des premières inhalations et croyant peut-être activer leur amélioration, ont imaginé d'ouvrir la bouche directement sur le flacon et de faire des inhalations profondes en fermant les yeux et en se pinçant le nez. Ils n'ont pas tardé à éprouver, déjà pendant la séance, des phénomènes assez désagréables et assez inquiétants, qui ont persisté 24 heures environ et qui sont les suivants : nausées, vomissements aqueux; céphalalgie frontale intense; vertiges, lourdeur de tête « *j'ai la tête comme du plomb* »; bourdonnements d'oreilles; vue trouble, larmoiement, faiblesse générale, accablement, douleurs, sensation de brûlure dans la bouche, le long de l'œsophage jusqu'à l'épigastre; gastralgie; coliques; diarrhée; — lèvres et bouche sèches, goût acide pendant plusieurs heures.

Ce sont les deux seuls incidents que nous ayons eu pendant toute la durée de nos expériences.

Un des malades fait le sujet de l'obs. 2; l'autre appartient à une série qui ne fait pas partie de cette étude.

Si nous comparons maintenant les résultats que nous avons obtenus à la suite des divers traitements que nous avons passés en revue et que nous avons essayés, nous pouvons dire de prime abord que l'acide fluorhydrique est de tous, celui qui nous a donné les résultats les plus encourageants quoique encore bien imparfaits. C'est la médication dont les effets ont été les plus constants et les plus rapidement sensibles.

Les autres agents d'inhalation, les lavements gazeux, préconisés par le D' Bergeon, les injections sous-cutanées et intraparenchymateuses, la médication interne antiseptique (créosote, etc.), ne nous ont jamais fourni que des résultats partiels et des améliorations souvent tardives qu'il était facile de mettre sur le compte du séjour à l'hôpital. Nous ne pouvons en dire autant de l'acide fluorhydrique, sans cependant vouloir méconnaître l'influence d'une bonne hygiène sur la marche de la tuberculose. Ce gaz a certainement des propriétés qui doivent encourager son application dans le traitement d'une maladie contre laquelle on épuise souvent en vain toutes les ressources de la thérapeutique.

Jusqu'à présent, tous ceux qui ont employé l'acide fluorhydrique n'ont pas eu à s'en plaindre ; tous ont observé les mêmes phénomènes et la même rapidité dans leurs manifestations ; malheureusement, tous n'ont pas été du même avis quant à la vertu curative de la médication ; est-ce dire pour cela qu'on doive abandonner ce traitement ? Qui a trouvé l'agent qui guérit ? Pour le moment, personne ; peut-être viendra-t-il un jour où la science sera en possession d'un spécifique contre la tuberculose. Il faut arriver à détruire le microbe ; nous ne sommes pas encore en mesure de le faire avec les moyens de traitement dont nous disposons. Nous ne pouvons que l'atténuer et c'est ce que nous obtenons avec les inhalations fluorhydriques comme l'ont récemment prouvé les expériences de Grancher et Chautard.

Nos expériences nous permettent de considérer cette méthode de traitement comme un progrès véritable ; nous avons vu que son application est facile et ne présente aucun inconvénient ; aussi, en attendant mieux, nous nous permettons de conseiller de soumettre les phthisiques aux vapeurs d'acide fluorhydrique, sans négliger pour cela les autres médications, suivant les circonstances et les indications de la maladie. Un seul traitement ne suffit pas pour guérir la phthisie ; il faut attaquer la maladie, mais il faut traiter l'individu.

Il faut assurer aux tuberculeux une bonne hygiène et une alimentation suffisante, conditions qui ne manquent pas d'une certaine importance et qui doivent être à la base de toute bonne thérapeutique. La créosote, l'arsenic, le phosphate de chaux, l'huile de foie de morue seront aussi d'utiles adjuvants à la médica-

tion fluorhydrique ; les antipyrétiques, les balsamiques, les calmants, l'atropine rendront souvent d'u-
tiles services contre les symptômes rebelles qu'ils
servent à combattre et que n'arrive pas à modifier le
simple séjour dans la cabine. Enfin, le traitement
moral trouvera souvent son indication et le médecin
n'oubliera jamais qu'il lui appartient d'encourager son
malade. Celui qui ne réagit plus est profondément
atteint. Le malade joue un grand rôle dans le traitement ; il doit aussi lutter et, comme au soldat épuisé
par la fatigue, il faut lui en donner les forces en rele-
vant sans cesse son courage abattu.

Il ne faut pas, comme nombre de médecins, s'opposer systématiquement à tout progrès thérapeutique,
accuser même, en face du malade, une impuissance
que nous ne déplorons que trop et abandonner tout
aux soins de la nature. Nous devons, au contraire,
travailler activement à la recherche d'un système de
médication qui aboutisse sûrement à la guérison de
la phthisie ou tout au moins expérimenter les procédés nouveaux et contrôler les résultats obtenus par
ceux qui les préconisent.

Nous aurons ainsi la satisfaction d'avoir rempli
notre devoir et d'avoir payé à la science un juste tri-
but de reconnaissance [1].

---

[1]. Le Dr L^s Weigert, de Berlin, vient de publier une brochure sur
le traitement de la tuberculose par les inhalations d'un air sec
chauffé de 150° à 180° C. ; il dit en obtenir d'excellents effets. Nous
ne pouvons pas nous prononcer actuellement sur cette nouvelle méthode ; mais les beaux résultats obtenus par son auteur nous enga-
gent à l'expérimenter et nous nous réservons de faire connaître ulté-
rieurement notre appréciation sur cette récente découverte.

CONCLUSIONS GÉNÉRALES

1. L'acide fluorhydrique *ne détruit pas* le bacille tuberculeux ; en conséquence, son action curative n'existe pas.

2. L'acide fluorhydrique *atténue* le bacille tuberculeux. (Expériences Grancher et Chautard.)

3. L'acide fluorhydrique a une action palliative dans la tuberculose du 1er et du 2me degré. Son action est nulle à la troisième période.

4. Les résultats obtenus par cette médication sont nets, constants et assez rapides ; les signes physiques ne subissent toutefois que peu de modifications.

5. Les effets de l'acide fluorhydrique sont plus caractéristiques et plus généraux que ceux des autres médications, qui n'agissent souvent que sur un ou deux symptômes isolés.

6. Les inhalations de ce gaz ne présentent aucun inconvénient.

7. L'hémoptysie, la fièvre modérée ne sont pas des contre-indications au traitement.

8. La tuberculose à marche rapide, très fébrile, ne subit pas de modifications sous l'influence du traitement.

9. Les inhalations d'acide fluorhydrique sont indiquées dans tous les cas de tuberculose chronique, peu avancés, quelle que soit du reste l'intensité des symptômes subjectifs.

8. La tuberculose à marche rapide, née fébrile, ne
subit pas de modifications sous l'influence du traitement.

9. Les inhalations d'acide fluorhydrique sont indiquées dans le cas de tuberculose chronique
non avancée, alors que soit du reste l'intensité des
symptômes subjectifs.

BIBLIOGRAPHIE

Couzier. — Considérations sur les eaux sulfureuses. (*Th. inaug.* Paris, 1874.)

J. Burney-Yeo. — Trait. de la phthisie par les inhalations antiseptiques et l'air des montagnes. (*Brit. med. Journ.* 17 févr. 1877.)

De Blazewitz. — Des inhalations d'azote dans la phthisie. (*Berlin-Klin. Wochens,* n° 12 ; p. 168 ; 25 mars 1878.)

Rokitansky. — Des inhalations de benzoate de soude dans la phthisie. (*Wien. med. Presse,* n° 42. 1879.)

Drasche. — Du trait. de la phthisie par les inhal. de benzoate de soude. (*Wien. med. Woch.* n° 50. 1879.)

H. Mackensie. — Un cas de phthisie aiguë traité par les inhal. continues de créosote et d'ac. phén. (*The Lancet,* 14 mai 1881.)

Macaulay. — Trait. de la phthisie par les inhal. médicamenteuses. (*The Lancet,* 12 nov. 1881.)

Mac Aldovic. — Inhal. de térébentine dans la phthisie. (*Brittisch. med. Journ.* 22 oct. 1881 et *Practitioner,* p. 51. Janv. 1882.)

Dupont. — Trait. de la tuberculose par les injections carboniques. (*Th. de Paris,* 10 mars 1882.)

Dreschfeld. — Trait. de la phthisie par les inhalations d'iodoforme. (*Brit. med. Journ.,* p. 817. Avril 1883.)

Albrecht. — Des inhalations méthodiques d'oxygène chimiquement pur contre la tuberculose. (*Deutsche med. Woch.,* n° 29. 1883.)

M. Rombro. — Trait. de la phthisie par l'inhal. des vapeurs de soufre. (*Wratch. Wiedom,* n° 17. 1883.)

Liébedeff. — Un cas de phthisie influencé favorablement par l'intoxication avec l'huile de térébentine. (*Med. Obosrénié,* n° 13. 1884.)

Kalloch. — Des effets du bichlorure de mercure dans la phthisie. (*Med. News.* 14 mars 1885.)

Seiler. — Trait. de la tuberculose par les inhalat. d'acide fluorhydrique. (*Assoc. franç.* Congrès de Nancy. 1886.)

N. Wobly. — Tentative de trait. désinfectant de la phthisie par le
respirateur à l'acide phénique. (*Th. Saint-Pétersbourg.*)

G. Evans. — Trait. local de la phthisie pulm. au moyen d'un nouvel
inhalateur antiseptique. (*New-York Journ.* 16 janv. 1886 ; p. 264.)

Leven. — La phthisie traitée au moyen de l'huile essentielle de térébentine. (*Gaz. des Hôpit.* 23 mars 1886.)

Wood. — Le trait. de la phthisie par l'hydrogène sulfuré. (*Therap.
Gaz.* 15 avril 1887.)

Sollaud. — Phthisie pulmon. et atmosphère sulfureuse. (*Gaz. des
Hôp.* 26 mai 1887. *Arch. de méd. navale.* Avril 1887.)

Serrand. — Tuberculose ; sa modification par le humage des vapeurs hydrosulfurées. (*Journ. de méd. de Paris.* 29 mai 1887.)

Rosenberg. — Traitement de la tuberculose par le menthol. (*Therap.
Monat.*, n° 8, 1887).

Porteous. — Trait. topique de la phthisie pulm.; inhalations de
solut. de sublimé. (*Edimb. med. Journ.* Mai 1887.)

Bertolero. — Trait. de la phthisie par l'aniline. (*Gaz. d. Ospit.*,
n° 96. 1887.)

Charazac. — Les sulfureux dans la tuberculose laryngée. (*Rev. méd.
Toulouse.* 1er sept. 1887.)

Ley. — De l'ac. sulfureux en inhalations dans le trait. de la tuberculose. (*Journ. méd.* 6 nov. 1887.)

Hutchinson et Adams. — Effets du trait. de Bergeron sur l'urine des
phthisiques. (*Med. News.* 12 nov. 1887.)

Trudeau. — De l'hydrogène sulfuré contre le bacille tuberculeux.
(*Med. News.* 12 nov. 1887.)

Dariex. — De l'action de l'acide sulfureux en inhalations et en injections hypodermiques dans le trait. de la tuberculose. (*Th. de
Paris.* 15 déc. 1837.)

Karika. — Ueber die Anwendung der Dr Bergeon'schen Gamischung
zu Inhalationen. (*Wiener med. Presse.* 8 janv. 1888.)

Bardet. — Nouvel appareil pour les inhal. d'ac. fluorhydrique.
(*Journ. de méd.* 29 janv. 1888.)

Delon. — Un phthisique guéri par les inhalations d'anhydride sulfureux. (*Montpellier méd.* 1er février 1888.)

Bennett. — Sur le trait. de la phthisie par la méthode de Bergeon.
(*Brit. med. Journ.* Déc. 1886.)

LEGENDRE. — Des lavements gazeux comme trait. de la tuberculose des voies aériennes. (*Un. médic.* 18 déc. 1886.)

MOTHEAU. — Trait. de la tuberc. par les injections intest. de gaz carbonique chargé de vapeurs médicamenteuses. (*Th. de Paris.* 12 février 1887.)

F. CRANE. — Trait. de la phthisie par les lavements gazeux. (*Chicago med. Soc.* 18 avril 1887.)

BRACKEN. — Simplification de l'administration des lavements gazeux. (*Med. News.* 7 mai 1887.)

A.-G. RŒTH. — Dix cas de phthisie traités par les lavements gazeux. (*Boston med. journ.* 21 juillet 1887.)

ACOSTA. — Trait. de la tuberculose par les injections rectales. (*Cronica med. quir. de la Habana.* Sept. 1887.)

VASTICAR. — Des injections rectales gazeuses d'hydrogène sulfuré dans les affections pulmonaires. (*Th. de Montpellier*, 1887.)

ROSENBUSCH. — Injections de créosote dans la tuberculose. (*Wiener med. Presse.* Janv. 1888.) — Trait. de la tubercul. par les injections sous-cutanées d'eucalyptol. (*Gaz. des Hôpit.* 9 oct. 1886.)

PONS. — Quelques considérations sur le trait. de la tuberc. pulm.; inject. hypoderm. d'eucalyptol. (*Th. de Paris.* 1887.)

M.-P. GARY. — Injections pulm. intraparenchymateuses. Injections de sublimé. (*Th. de Montpellier.* 1887.)

R. HAMILTON. — Trait. local. de la phthisie par l'acide phénique. (*Brit. med. Journ.* 10 juillet 1881.)

ROBINSON. — Utilité des injections intrapulmon. chez les phthisiques. (*Med. Record.* n° 2. 1885.)

WHITTAKER. — Essai de trait. radical de la tuberculose. Injections intrapulm. de sublimé. (*Journ. of the Americ. med. Assoc.* 20 juin 1885.)

BLAKE WHITE. — Onze cas de phthisie traités par les injections intrapulm. d'iode phéniqué. (*Med. Record.* 22 mai 86.)

RIVA. — Trait. direct de la tuberc. par l'inondation du poumon malade. (*Gaz. d. Ospit.* n° 24. 1887.)

FILIPOVITCH. — Trait. de la phthisie par le procédé de Cantani. Bactériothérapie. (*Bull. Soc. med. Odessa,* n° 6. 1886.)

Testi et Marzi. — Trait. de la tuberc. par la bactériothérapie.
(*Gaz. d. Ospit.*, nᵒˢ 60 et 61. 1886.)

Flora et Mafucci. — Action du bacterium termo sur les animaux tuberculisés. (*Riv. int. di méd. e chir.*, nᵒˢ 9 et 10. 1886.)

Wells. — Cinq cas de phthisie traités par le bacterium termo.
(*Brit. med. Journ.*, p. 1211. 1886.)

Cavagnis. — Sur des essais de vaccination antituberculeuse. (Acad.
des sciences. 29 nov. 1886.)

Sahli. — Du guaïacol comme succédané de la créosote dans le trait.
de la tuberculose. (*Corr. Bl. f. Schw. Aerzte.* 15 oct. 1887.)

Lublinsky. — Trait. de la tub. pulm. et laryngée par la créosote.
(*Deutsch. med. Woch.* 22 sept. 1887.)

Hopmann. — Quelques remarques sur les grosses doses de créosote
dans la phthisie pulmon. et laryngée. (*Berlin. klin. Woch.* 26
déc. 1887.)

G. Fournier. — De la créosote de hêtre dans le trait. de la phthisie.
(In-8ᵒ Paris 1878.)

Guttmann. — De l'action antisept. de la créosote et de son emploi
dans la phthisie. (*Zeit. f. Klin. med.* XIII, 5. 1887.)

Coyaux. — Indication thérapeut. de l'eau minérale des Eaux-Bonnes
(Pau).

Couzier. — Considération sur les eaux sulfureuses, sur les indications et les contre-indications de leur emploi dans le trait. de la
phthisie. (*Th. de Paris.*)

Cailletet. — Phthisie; insuccès du trait. classique; amélioration
rapide et considérable par le chlorhydro-phosphate de chaux.
(*Un. méd.*, p. 30. 1887.)

Rethi. — Trait. de la tubercul. laryngée par le phosphate de chaux.
(*Wiener med. Presse.* 30 oct. et 6 nov. 1887.)

Witherle. — Sulphide of Calcium in pulmonary phthisis. (*Med.
Record.* 7 janv. 88.)

James Sawyer. — Considér. thérap. se rattachant surtout au trait.
de la phthisie par le chlorure de calcium. (*Brit. med. Journ.*,
p. 845; nᵒ 5. Juin 1880.)

A.-H. Mallersh. — De l'emploi du chlorure de calcium dans la
phthisie. (*Philad. med. and surg. Reporter.* Février 1878.)

G. Canio. — Trait. de la phthisie par le borax. (*Centr. Bl. f. d.
med. Wiss.* 8 oct. 1887.)

BLACKERBY. — De l'huile de lin dans le trait. de la phthisie. (*Thérap. Gaz*, Avril 1881.)

PICK. — L'aluminium dans la tuberculose. (*Wien. med. Woch.*, n° 19. 1883.)

BUCQUOY. — Le tartre stibié dans la phthisie. (*Gaz. des Hôpit.* 11 juillet 1885.)

J.-B. QUINLAN. — Trait. de la phthisie par la molène. Verbascum thapsus. (*The Dublin Journ. of med. Sc.*, p. 193. Sept. 1884.)

EDWARD MORGAN. — Parasiticides dans le trait. de la phthisie. (*Brit. med. Journ.*, p. 1038. Mai 1885.)

DESCROIZILLES. — D'un cas de tuberculose traité par la terpine, suivi de retour à la santé. (*France médic.* 19 févr. 1886.)

AUGIAS. — L'eucalyptol et la tuberculose. (*Th. Montpellier.* Déc. 1887.)

LESCALMEL (de Marseille). — Médication arsénico-phosphorée. (Delahaye. Paris. 1875.)

J.-C. THOROWGOOD. — Huile de foie de morue phosphorée dans la phthisie. (*The Lancet* p. 569. 1876.)

NOSKOWSKI. — Etude sur l'arsénic et en particulier sur la valeur de ses préparations facilement solubles dans le trait. préservatif et curatif des maladies tuberculeuses. (*Th. de Lyon.* Nov. 1883.)

G. KEMPNER. — Du trait. de la tuberculose par l'arsénic. (*Berlin klin. Woch.* n° 34. 1883.)

LEYDEN. — De la médication arsénicale dans la phthisie. Conclusions défavorables. (*Charite-Annal.* IX Jahrg. p. 164. 1884.)

— Traitement de la tuberculose par l'arsénic. (*Deutsche med. Woch*, n° 34. 1883.)

MŒLLER. — Trait. de la tuberculose par l'iodoforme à l'intérieur. (Wien. med. Presse, n° 53. 1882.)

PETRAGLIA. — La phthisie pulmonaire et l'iodoforme. (*Arch. clin. ital.*, n° 23. 1885.)

FRANCHINI. — De l'iodoforme dans le trait. de la tuberculose. (*Giorn. di med. Mil.* Juill. et Sept. 1884.)

VOLLAND (A.). — Pourquoi la gymnastique respiratoire et pulmonaire est-elle nuisible dans la phthisie pulmonaire ? (In-8° 10 p. Davos.)

H. DOBELL. — De l'importance et des inconvénients des bandages compressifs de la poitrine dans le traitement de la phthisie. (*Brit. med. Journ.* 22 nov. 1873, p. 599.)

Winternitz. — Rôle de l'hydrothérapie dans la phthsie pulmon.
(*Wiener Klinik,* 4e fasc. 1881.)

G. Herbecq. — De l'emploi rationnel de l'eau froide dans le trait. de
la phthisie pulm. chronique. (*Thèse de Paris.* 1879.)

Mays. — Les moyens thérapeutiques externes dans la phthisie pulm.
Application d'un corset tubulaire d'étain recouvert de flanelle
qu'on imbibe d'eau chaude. (*Med. News.* 8 mars 1884.)

Mays. — Trait. par médication externe de la consomption pulm.
(*Med. News.* 22 août 1886.)

Mays. — Trait. externe et diététique de la phthisie pulmon. (*The
therapeutic Gazette.* Juin 1886.)

Renault. — Trait. de la phthisie par les pointes de feu et des
hémoptysies consécutives à leur emploi. (*Th. de Lyon.* 1886.)

D.-R. Brown. — Trait. pneumatique de la phthisie pulm. avec observations à l'appui. (*Boston méd. Journ.* 8 déc. 1887.)

Caskey. — Du trait. de la phthisie par l'air comprimé. (*Boston med.
Journ.,* p. 345. 14 avril 1887.)

W.-B. Wood. — Un cas de tuberculose traité par le cabinet pneumatique. (*New-York med. Journ.,* p. 547. 12 nov. 1887.)

A. Pribram. — Sur le trait. des sueurs nocturnes. (*Böhm. corr.
Blatt. II.* 1873.)

Fræntzel. — L'hyoscine coutre les sueurs des phthisiques. (*Berlin. Klin. Wochens.* 15 mai 1882.)

Fræntzel. — De la duboisine contre les sueurs des phthisiques.
(*Charite-Annalen.* Bd VI, p. 235.)

R. Norris Wolfenden. — De l'agaric dans le trait. des sueurs nocturnes. (*Med. Times.* 8 octobre 1881.)

Gubler. — De l'emploi de la duboisine contre les sueurs des phthisiques. (*Journ. de thérap.* 10 février 1880.)

Bourdeau d'Antony. — Sueurs chez les phthisiques et leur trait.
par l'ac. salicylique. (*Th. de Paris.* 1882.)

Nicolai. — De l'hydrate de chloral contre les sueurs des phthisiques
(*Gaz. degli Ospit.* 15 juil. 1886).

Mignot. — Des sueurs chez les phthisiques et de leur traitement par
l'ergot de seigle. (*Th. de Paris.* 2 mars 1885.)

Rebory. — De l'emploi du phosphate de chaux contre les sueurs des
phthisiques. (*Th. de Paris.* Nov. 1886.)

A. Radakow. — La teint. de belladone contre les sueurs noct. des
phthisiques. (*Méd. Obosrénie.* n° 6. 1885.)

L. Landouzy. — Moyen rapide, facile et inoffensif d'arrêter la toux quinteuse de certains phthisiques. (*Prog. médical.* 27 nov. 1880.)

Rigaud. — Du trait. des points de côté dans la tuberculose par les applications de collodion. (*Th. de Paris.* 1ᵉʳ août 1883.)

Denotovitch. — De l'antipyrine dans la fièvre hectique des tuberculeux. (*Th. de Paris.* Juillet 1886.)

S. Jeannel. — Trait. des fièvres tuberculeuses par l'antipyrine. (*Th. Montpellier.* 1887.)

Peter. — Du trait. hygiénique de la tuberculose. (*Bull. de thérap.* T. LXXXXV, p. 433.)

Weber (trad. Brachet). — Trait. de la phthisie par l'hygiène et le climat. (In-12. Paris, 1886.)

H. Weber. — Leçons sur le trait. hygiénique et climatérique de la phthisie. (*Brit. med. Journ.*, p. 517. Mars 1885.)

James-Henry Bennet. — Recherches sur le trait. de la phthisie pulm. par l'hygiène, les climats et la médecine dans ses rapports avec les doctrines modernes. (Paris. 1874.)

P. Dettweiler. — Le trait. de la phthisie dans les maisons de santé. (2ᵐᵉ édit. Berlin. 1884.)

A. Lindsay. — Climat comme agent thérap. dans la phthisie avec quelques considérations sur la meilleure hygiène des phthisiques chez eux ou au dehors. (*Lancet.* 30 avril 1887.)

Jones. — Des climats froids dans le trait. de la phthisie. (*New-York med. Journ.* Sept. 1879.)

Clifford Allbutt. — Du trait. de la phthisie à Davos. (*The Lancet.* 8 juin 1878, p. 824.)

Ferrand. — Thérapeut. de la phthisie en 1878-79 ; cure climatologique et hydriatique. (*Un. méd.* 29 juin 1880.)

J. Masson. — De l'importance de l'alimentation dans la phthisie. (*Th. de Paris.* 1878.)

Thos. J. Mays. — De la médic. externe et de l'alimentation dans la phthisie. (*Therap. Gazette*, IX, 1, nº 6, p. 361. 1886.)

Robin. — De l'alimentation artificielle et des poudres alimentaires. (*Th. de Paris.* 1882.)

Amanieux. — De la poudre de viande ; son administration directe ; ses effets. (*Th. Paris.* 1883.)

Broca et Wins. — Recherches sur la suralimentation envisagée surtout dans le traitement de la phthisie pulmon. (*Bull. thérap.* 1883 ; T. CV., p. 289.)

Pennel. — De l'alimentation chez les phthisiques. (*Bull. thérap.* T. CII, p. 85. 1882.)

Peiper. — De l'alimentation forcée chez les phthisiques. (*Deutsch. Arch. f. Klin. méd.* 1885; vol. XXXVII.)

Dujardin-Beaumetz. — Sur un nouveau procédé de gavage. (*Bull. thérap.* juillet 1881. *Clinique thérap.* Du gavage, 4me édit., t. I, p. 404.)

Debove. — Du traitement de la phthisie par l'alimentation forcée. (*Bull. thérap.*, t. CI, p. 425.)

Roussel. — Contagion de la phthisie; trait. antiseptique; disparition de l'hippocratisme des doigts. (*Journ. de méd.* 30 oct. 1887.)

Durand (de Lyon). — Trait. de la phthisie. (*Bull. de la phthisie pulmonaire.* Nov. 1887.)

S. Jaccoud. — Curabilité et trait. de la phthisie pulmonaire. (In-8°, Paris, 1881.)

Jaccoud. — Bacilles de la tuberculose et traitement de la phthisie. (*Gaz. des Hôpit.* 8 avril 1884.)

Rob. Saundley. — Le trait. de la phthisie. (*The Practitioner*, vol. XXVII, n° 4, p. 249.)

Revilliod. — Leçons sur la caverne. (*Rev. méd. Suisse rom.*, I, p. 373. Juin 1881.)

A. Castan. — De la curabilité de la phthisie pulm. (*Montpellier médical.* Mai 1881.)

Austin Flint. — De la guérison spontanée de la phthisie. (*Arch. of Med. New-York.* Juin 1879; t. I, n° 3, p. 225.)

Austin Flint. — Guérison spontanée de la tuberculose. (*Lancet*, 26 août 1882.)

Laudouzy. — Comment et pourquoi on devient tuberculeux. (*Prog. méd.* 19 et 26 août, 2, 9 et 16 sept. 1882.)

Burney Yeo. — Trait. antisept. de la phthisie. (*Brit. med. Journ.* 1er juillet 1882.)

Kroczak. — Guérison de la tuberculose. (In-8° Brünn. 1882.)

Guttmann. — Guérison de la tuberculose. (*Wien. med. Presse.* n° 19. 1882.)

Brugelmann. — Contribution au traitement de la tuberculose. (*Berlin klin. Woch.*, n° 37, p. 570. 11 sept. 1882.)

B. Robinson. — Des méthodes modernes de trait. de la phthisie. (*New-York med. Journ.* 14 nov. 1886.)

Shattuck. — Le trait. de la phthisie chez soi. (*New-York med. Journ.* 26 sept. 1886.)

Brunn. — Notes sur le trait. de la tuberculose. (*Allg. med. cent. Zeit.* 30 mars 1887.)

Eloy. — L'antisepsie médicale dans la tuberculose. (*Gaz. hebdom.* 4 mars 1887.)

G. Brehmer. — Trait. de la phthisie chronique. (Wiesbaden.)

Schneekenberg. — Du trait. de la phthisie sans médicaments. (In-8°, Berlin.)

Dettweiler. — Trait. de la phthisie ; rapport. Congrès de Wiesbaden. (*Deutsch. med. Woch.* n° 4, p. 342.)

Thilenius. — Trait. de la phthisie. (*Deutsch. med. Woch.*, n° 18, p. 378. 1887.)

Mac Cready. — Quelques faits de guérison spontanée de tuberculose à une période avancée de son évolution. (*New-York med. Journ.* 26 mai 1883.)

Filleau et L. Petit. — Sur le trait. de la phthisie. (Broch. Paris.)

Brugnatelli. — Etudes expérim. sur la thérapeutique de la tuberculose. (*Gaz. d. Ospit.*, n° 69. 1884.)

G. Sée. — Considérations sur le trait. antivirulent de la phthisie. (*Bull. de thérap.* Août 1884.)

Desguins. — Trait. de la phthisie. (*Ann. Soc. méd. Anvers.* Nov. 1887.)

H. de Renzy. — Note sur le traitement de la tuberculose. (*Il Morgagni.* Déc. 1887.)

TABLE DES MATIÈRES

Pages

SECONDE PARTIE

Du traitement de la tuberculose par les inhalations d'acide fluorhydrique.

EXPLICATION DES SIGNES

Matité, Submatité

Expiration prolongée

Souffle bronchique

Souffle cavitaire

Respiration soufflante

Craquements

Râles crépitants

Râles sous-crépitants   fins / moyens / gros

Râles sibilants

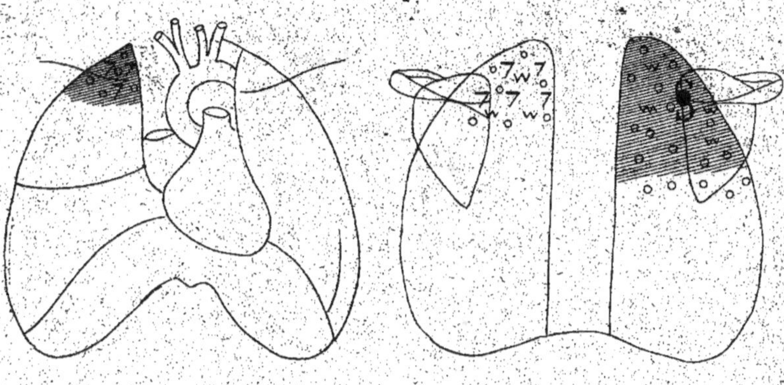

Avant le traitement

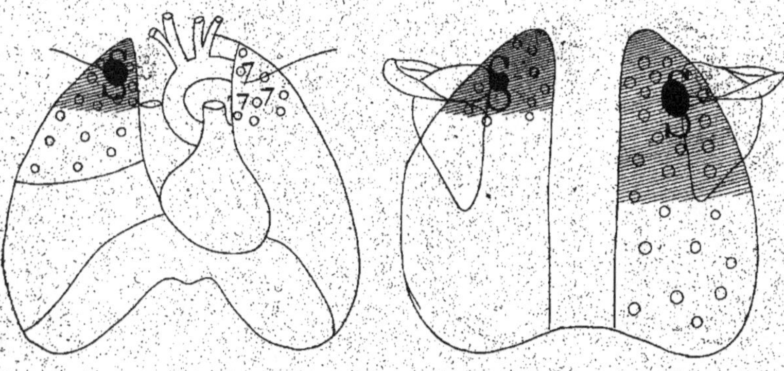

Après le traitement

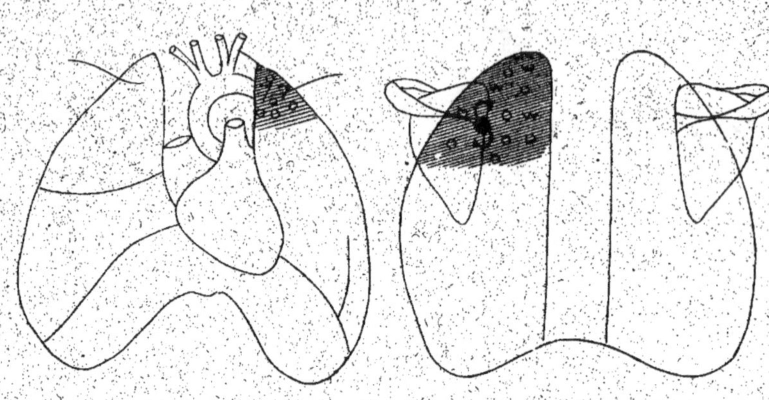

Avant le traitement

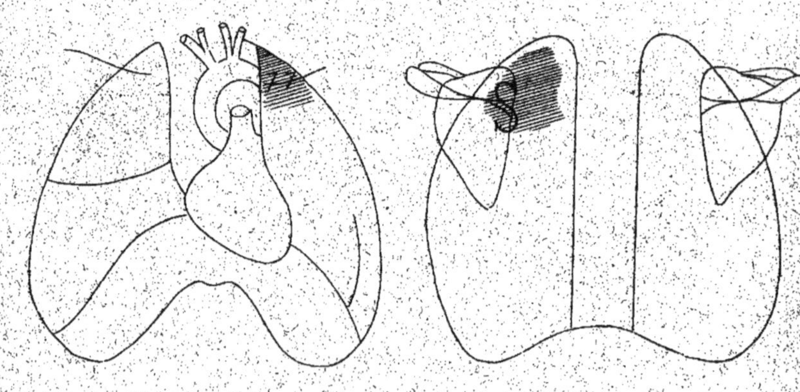

Après le traitement

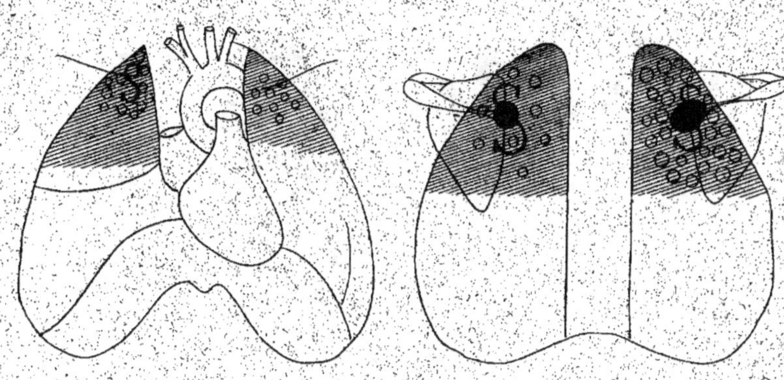

Avant le traitement

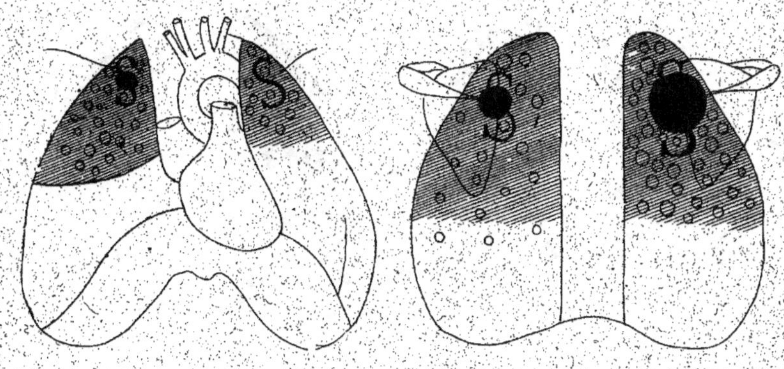

Après le traitement

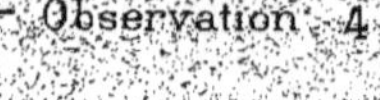

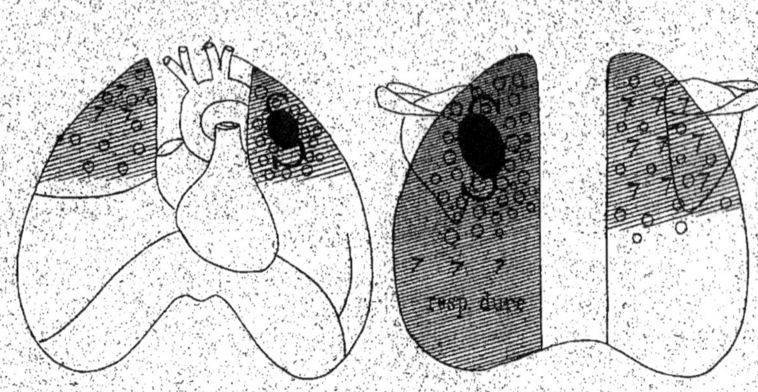

Avant le traitement

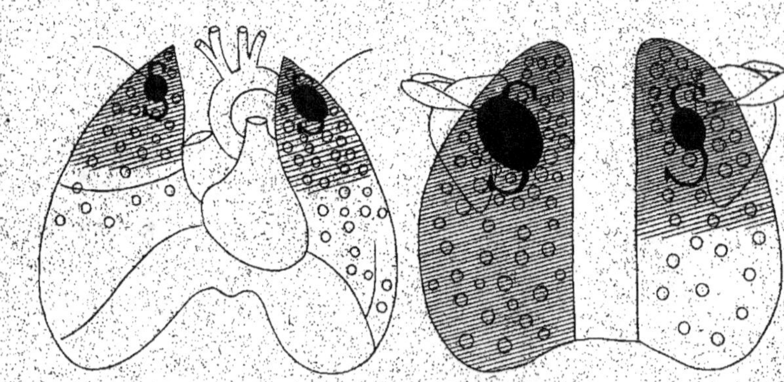

Après le traitement

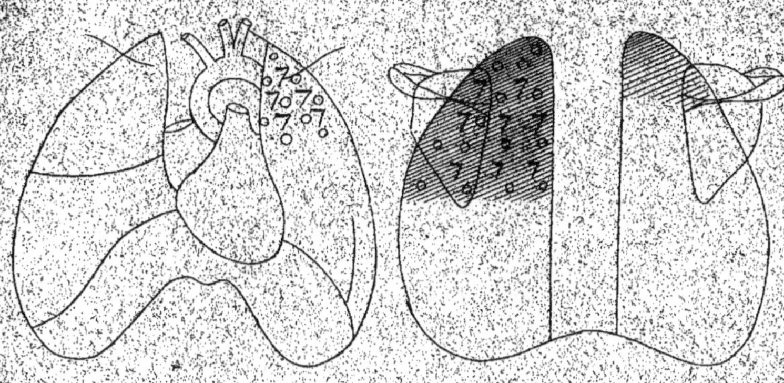

Avant le traitement

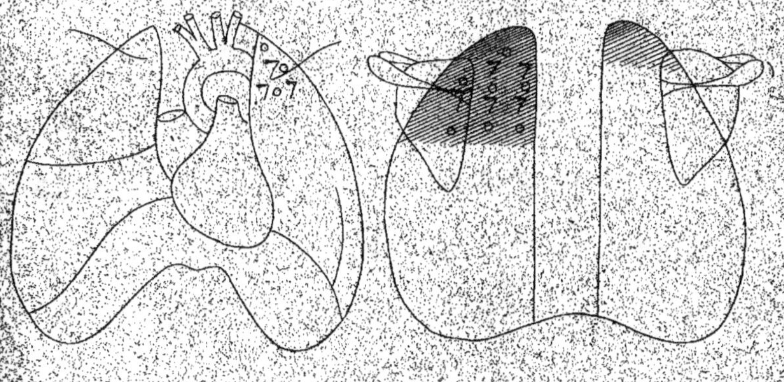

Après le traitement

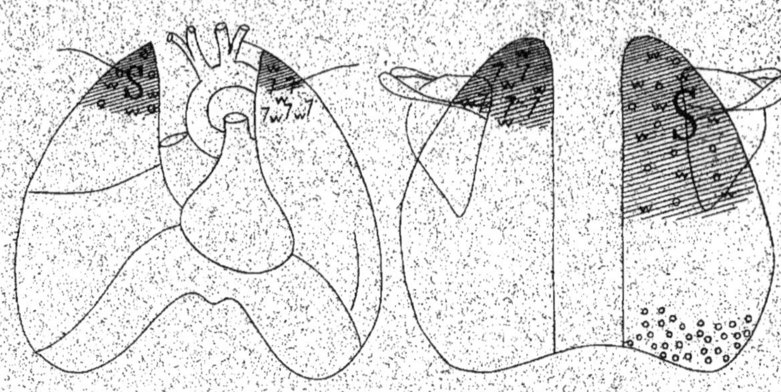

Avant le traitement

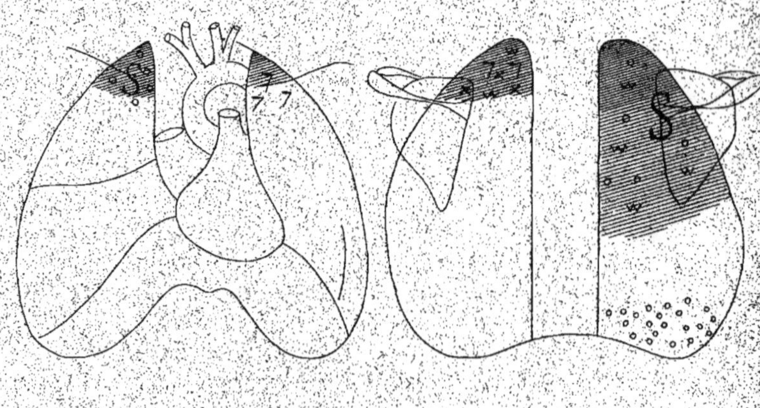

Après le traitement

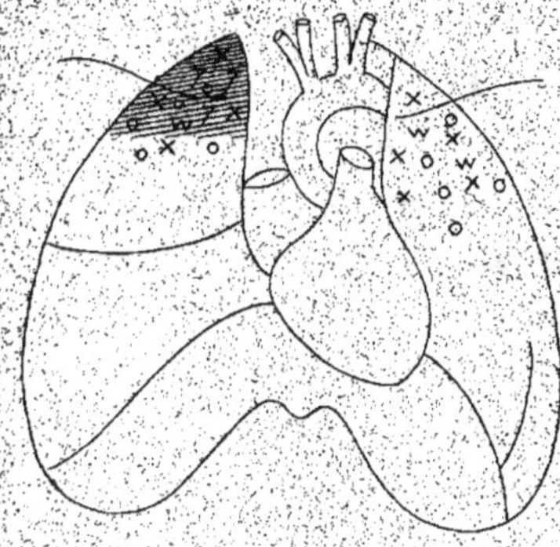
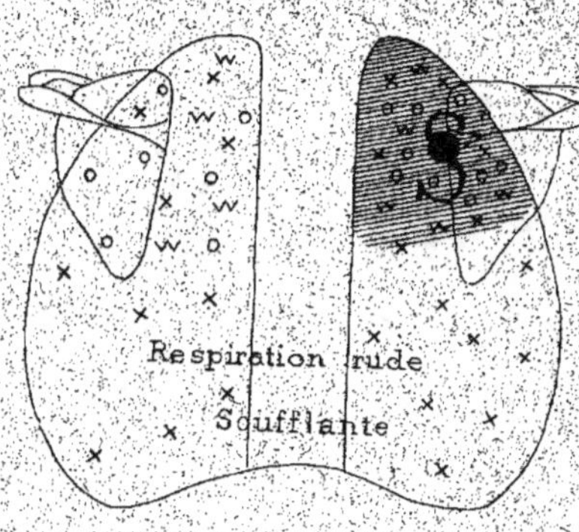

Avant le traitement

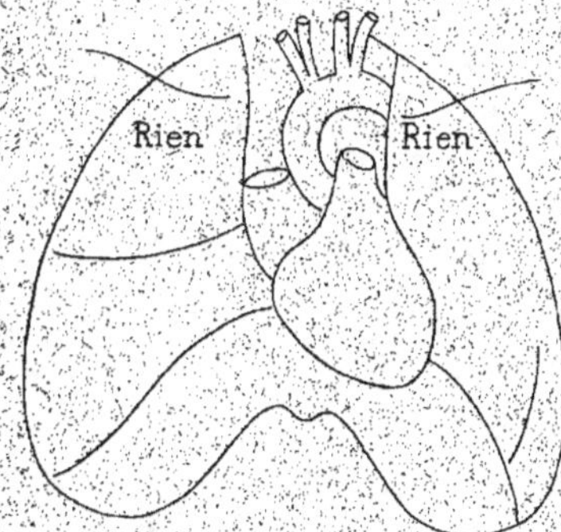
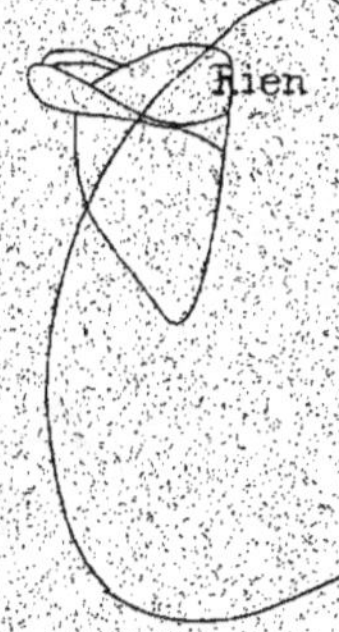
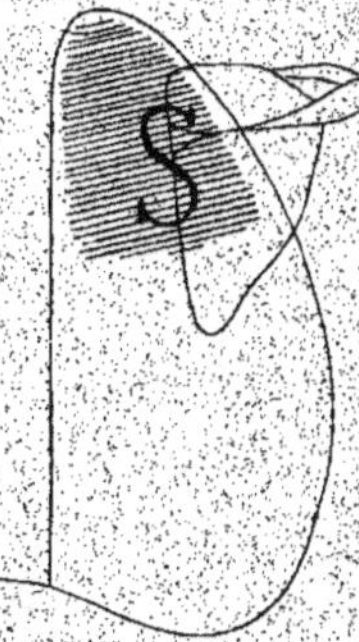

Après le traitement

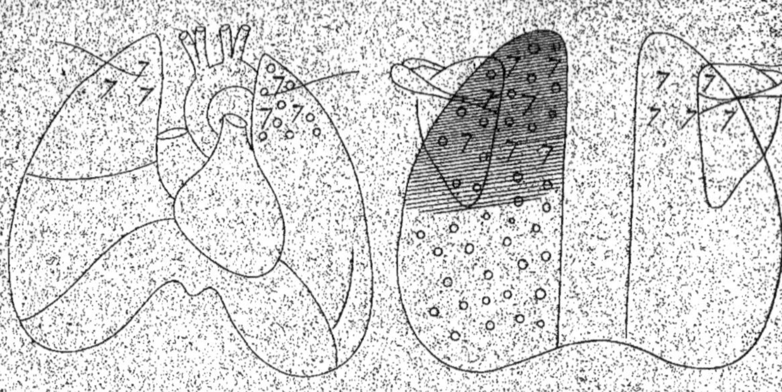

Avant le traitement

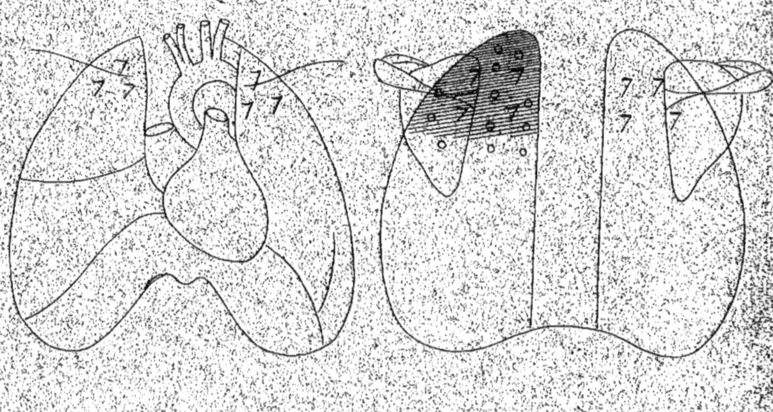

Après le traitement

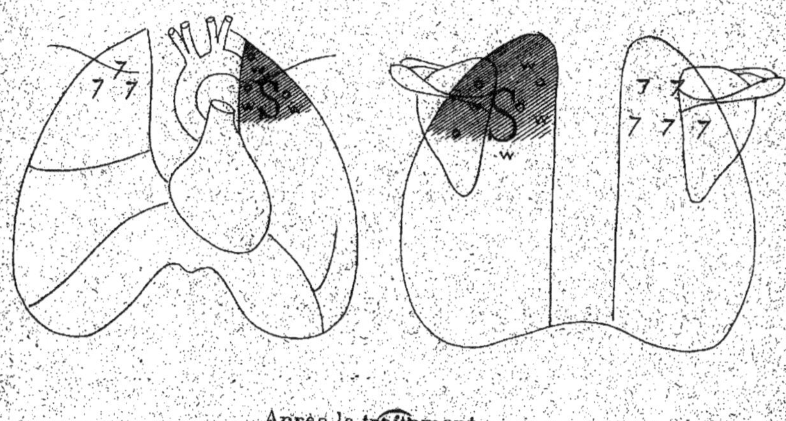

Avant le traitement

Après le traitement

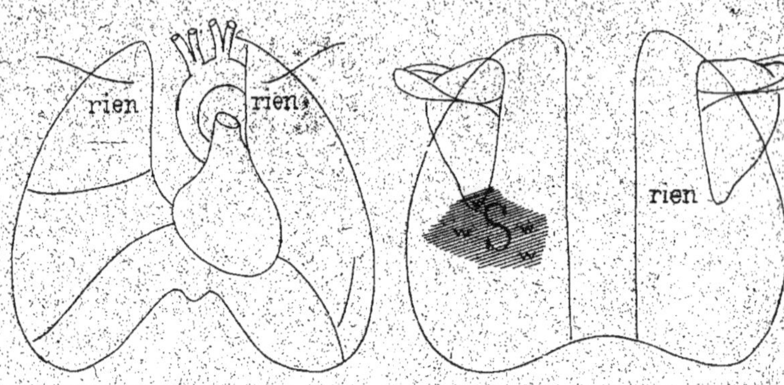

Avant le traitement

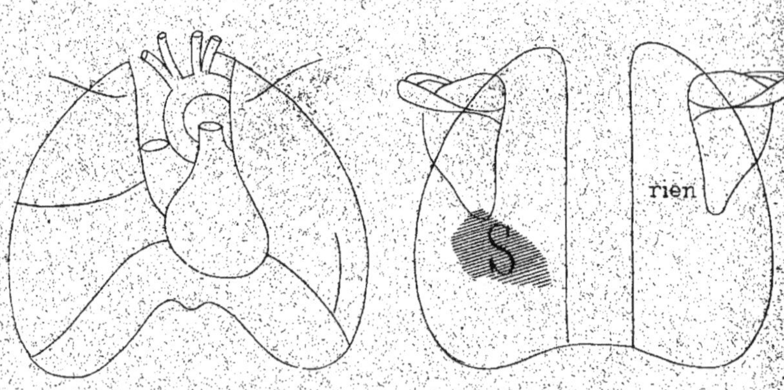

Après le traitement

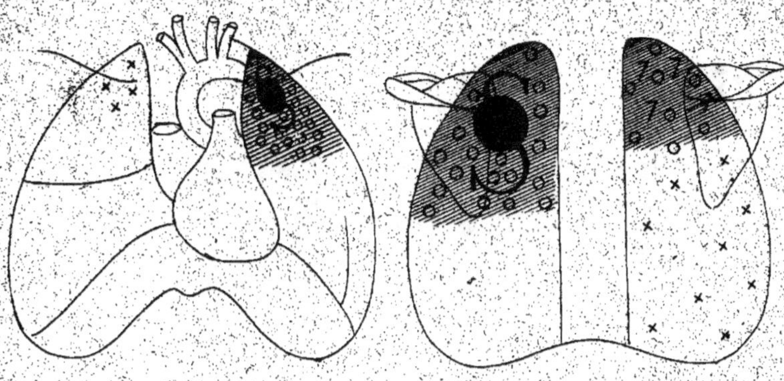

Avant le traitement

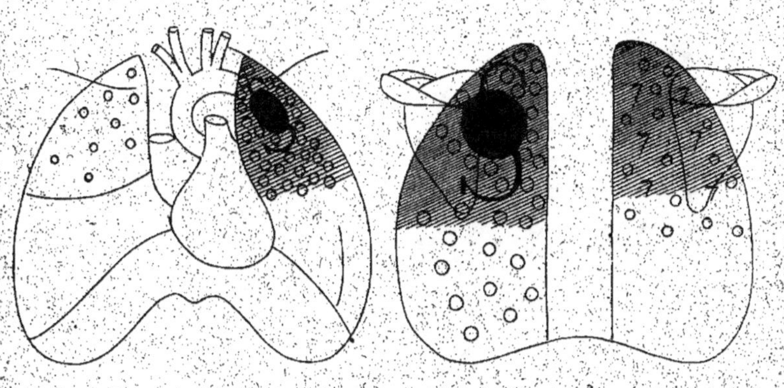

Après le traitement

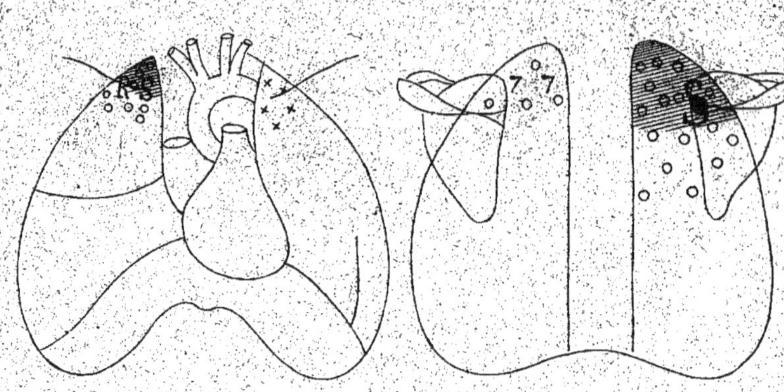

Avant le traitement

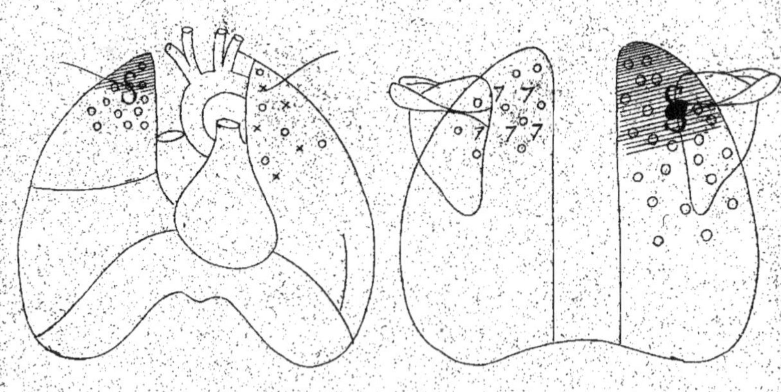

Après le traitement.

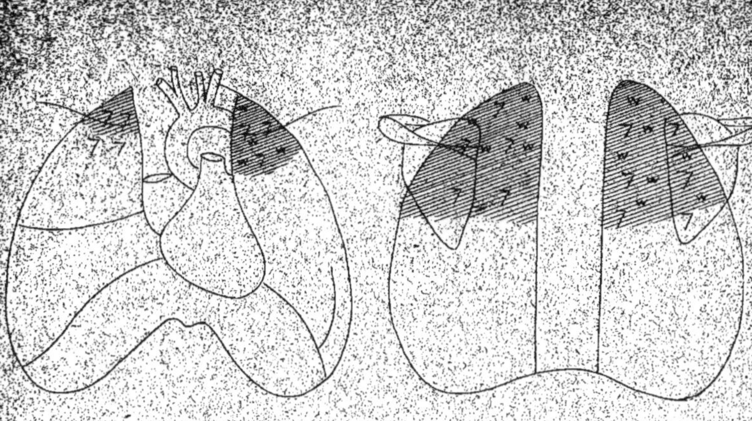

Avant le traitement

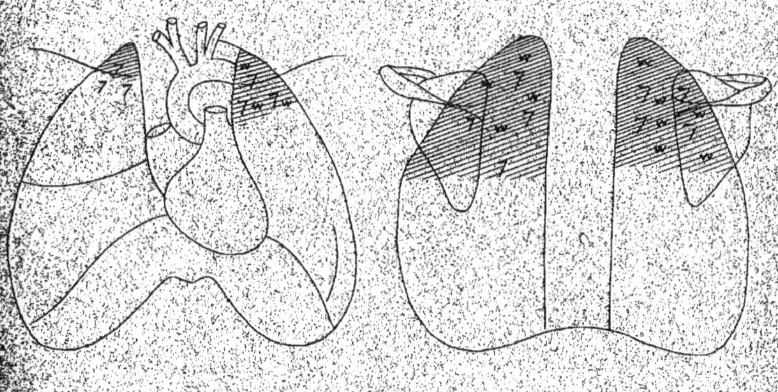

Après le traitement

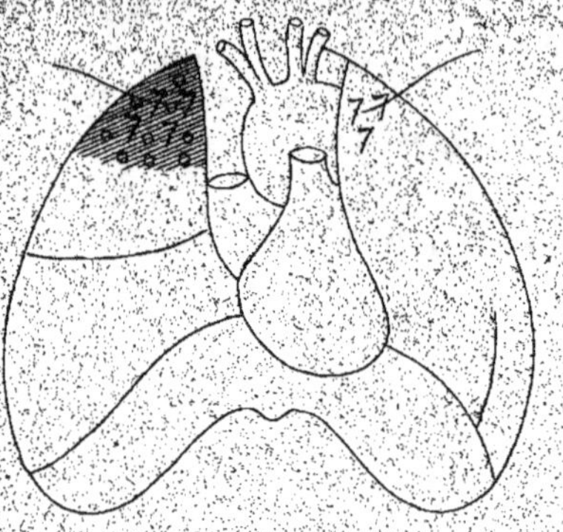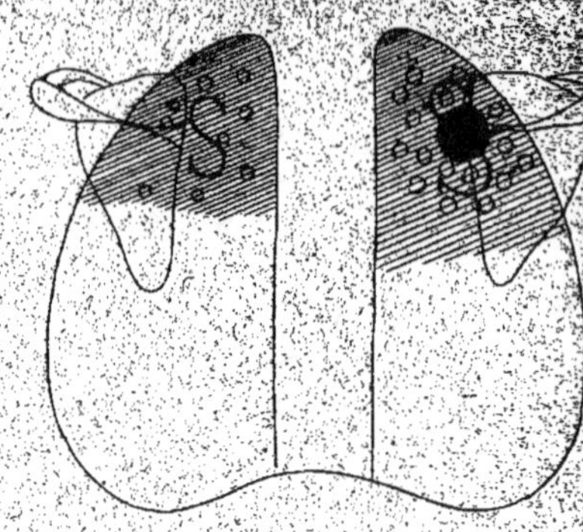

Avant le traitement

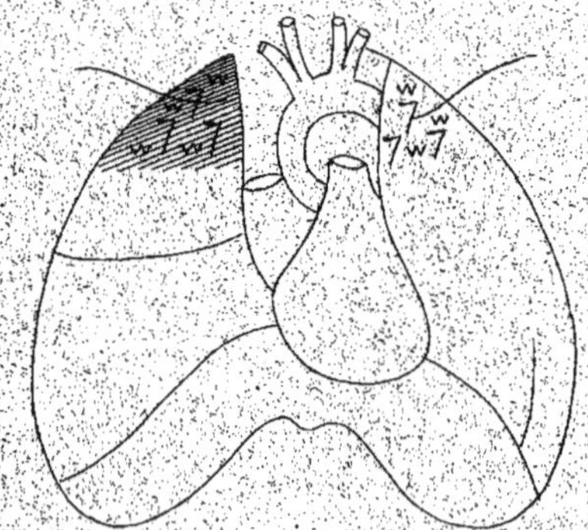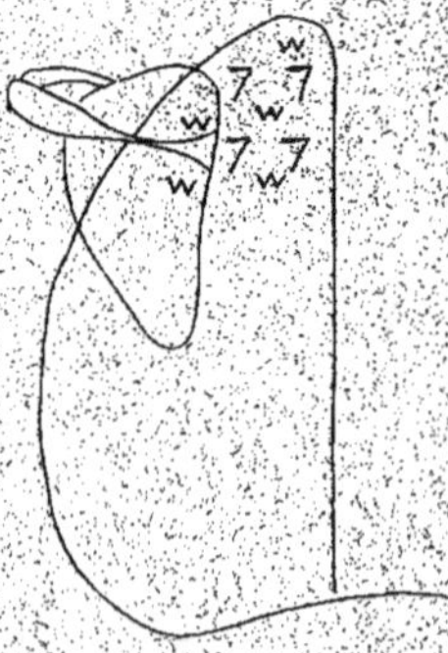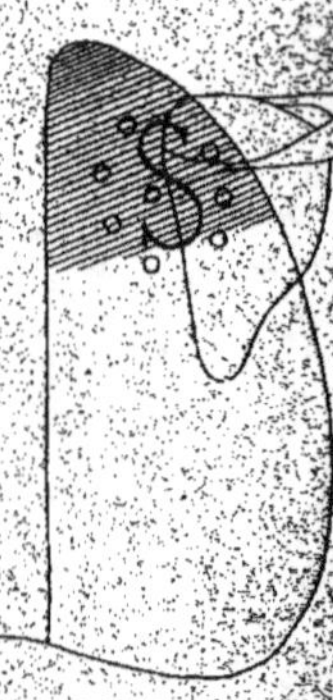

Après le traitement

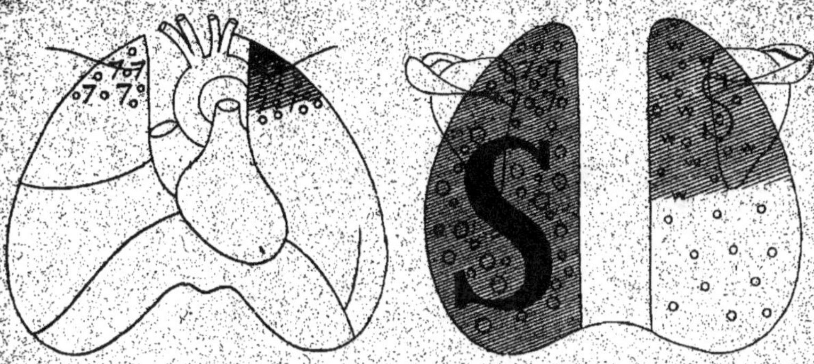

Avant le traitement

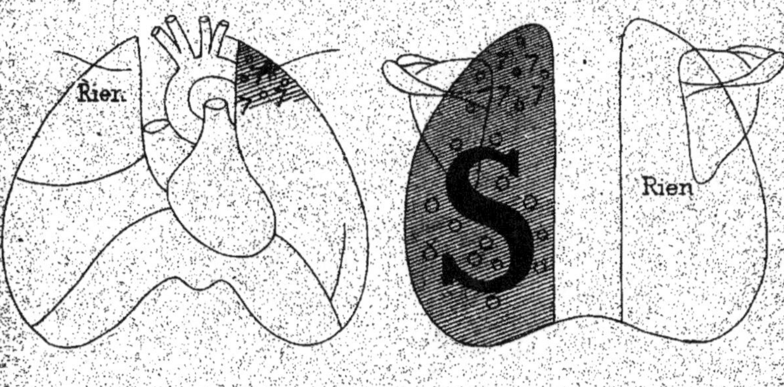

Après le traitement

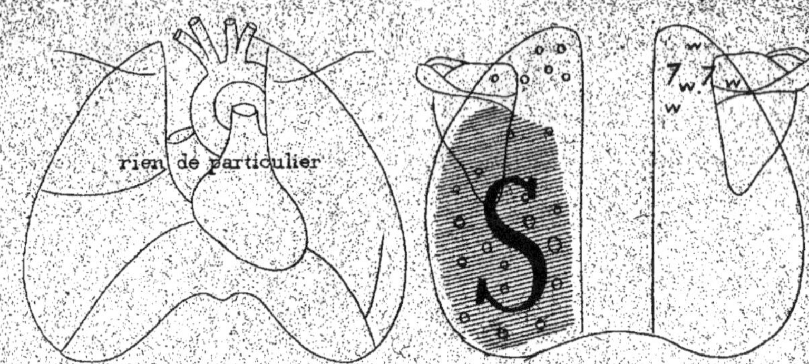

Avant le traitement

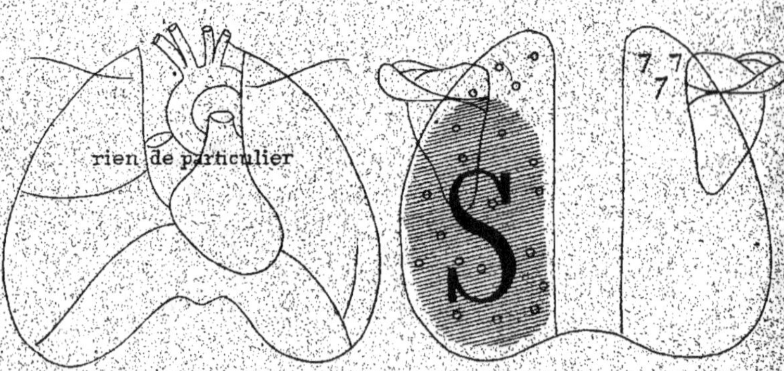

Après le traitement

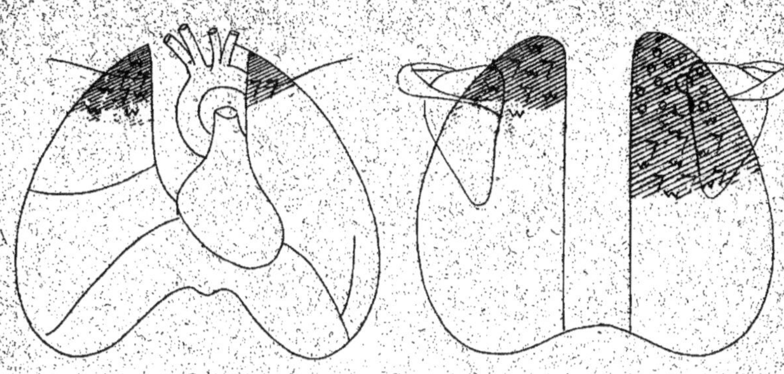

Avant le traitement

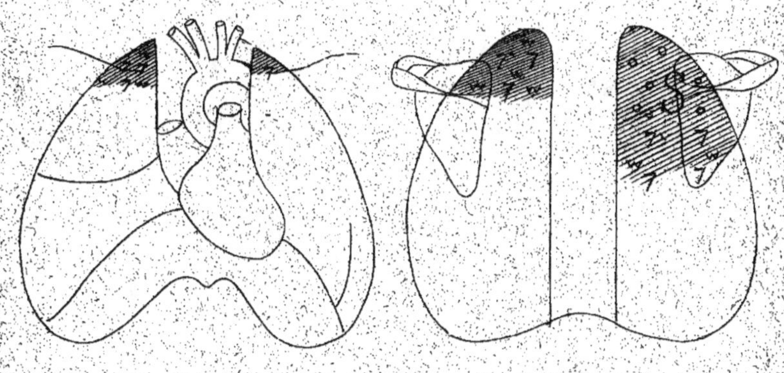

Après le traitement

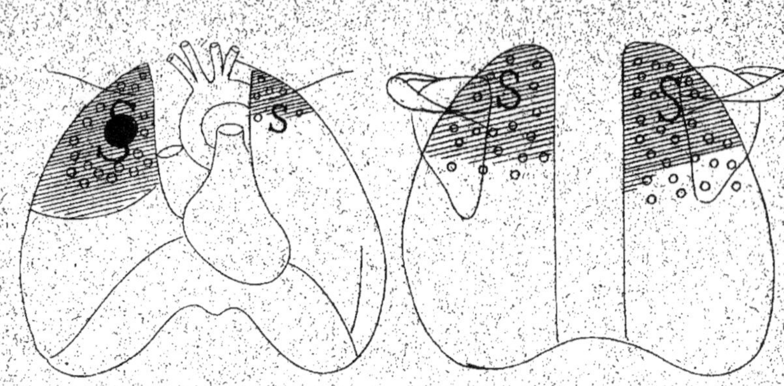

Avant le traitement

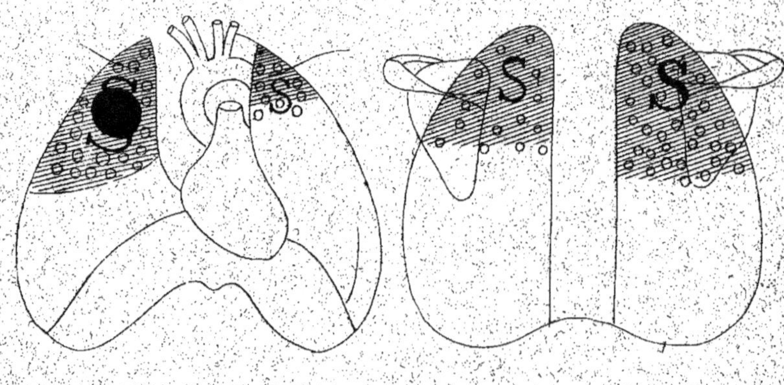

Après le traitement

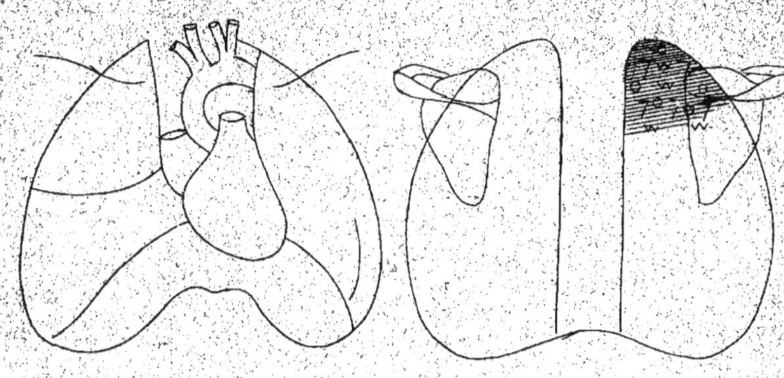

Avant le traitement

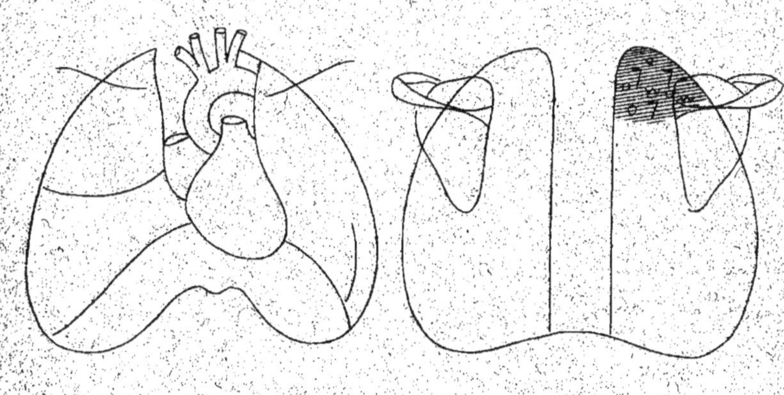

Après le traitement

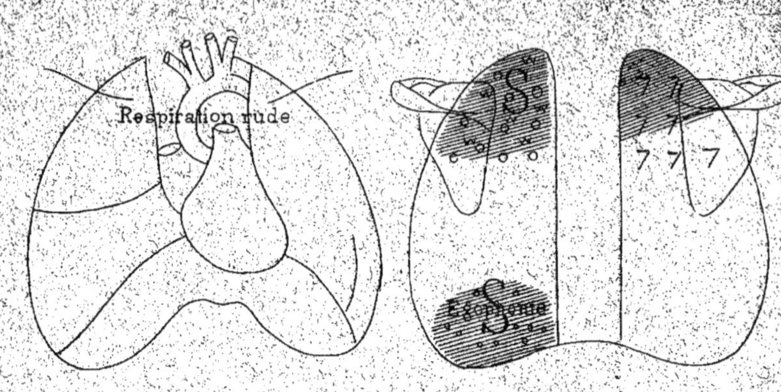

Avant le traitement

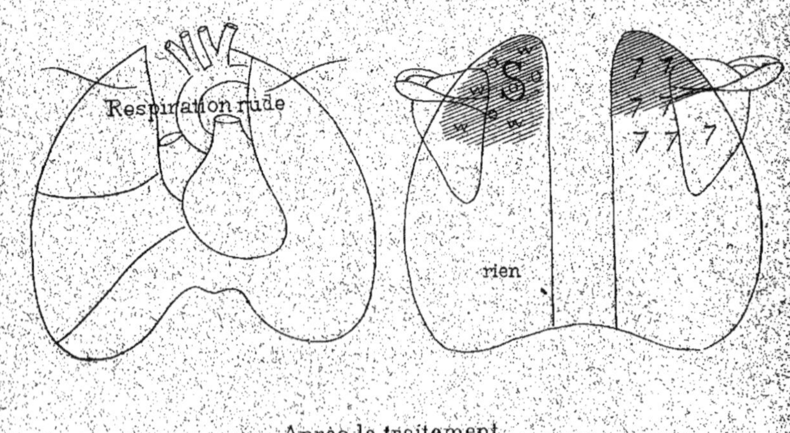

Après le traitement

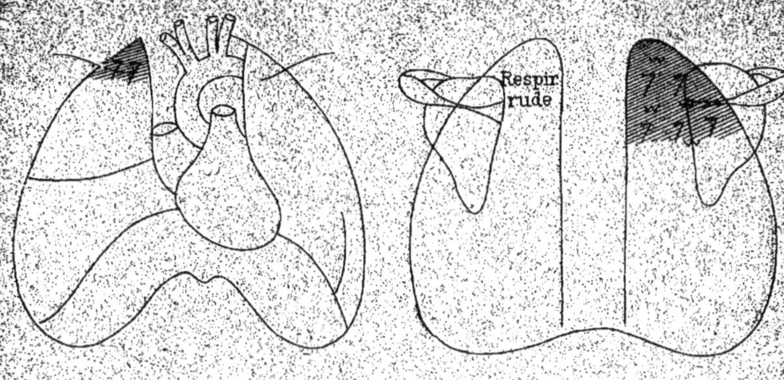

Avant le traitement

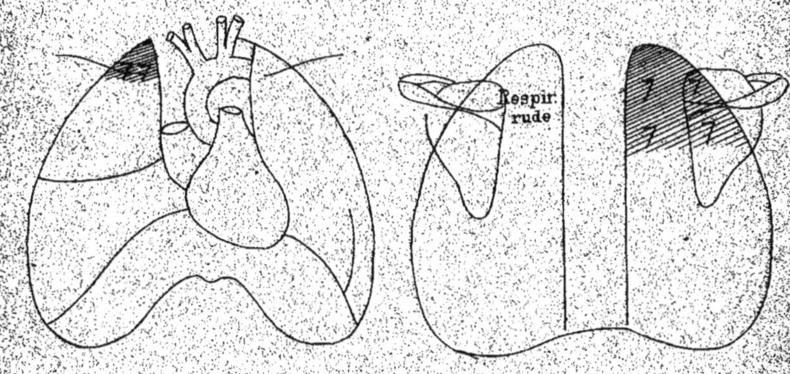

Après le traitement

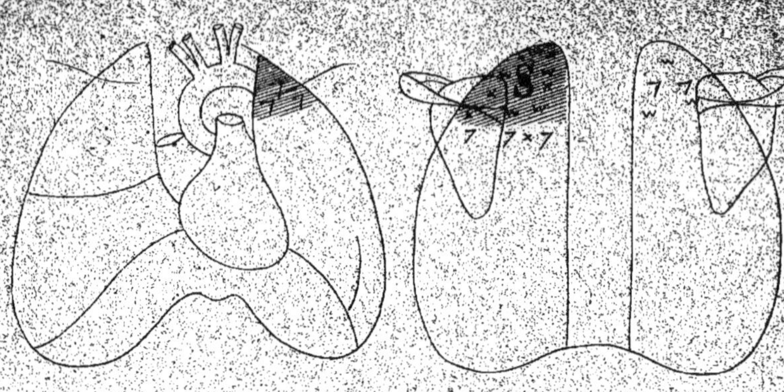

Avant le traitement

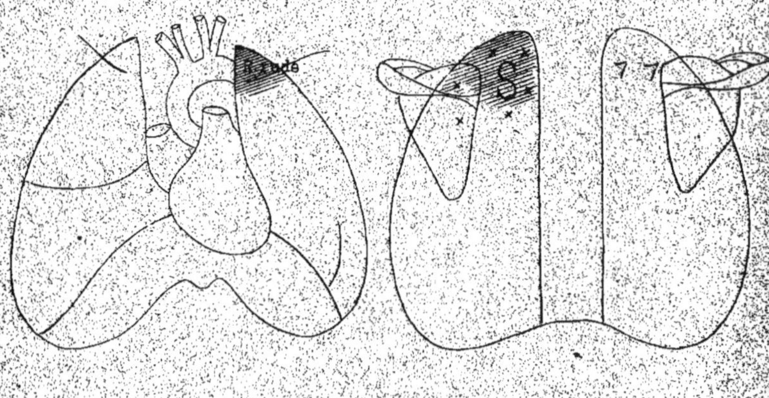

Après le traitement

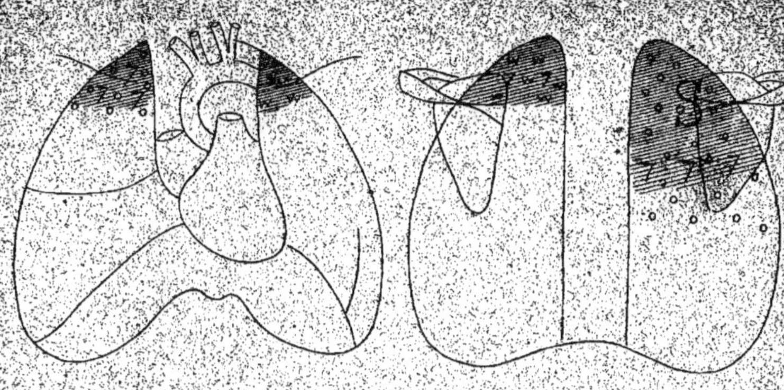

Avant le traitement

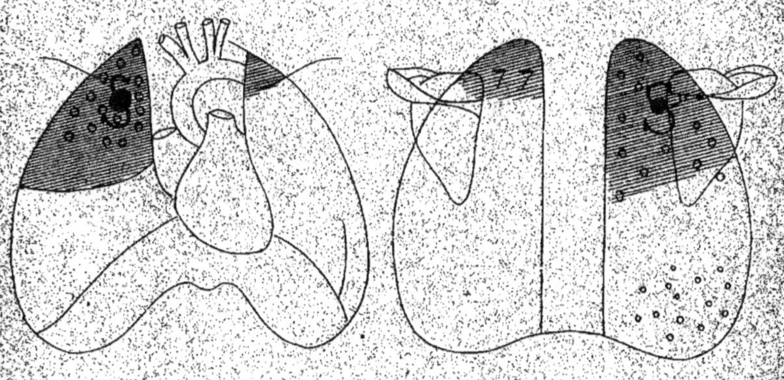

Après le traitement

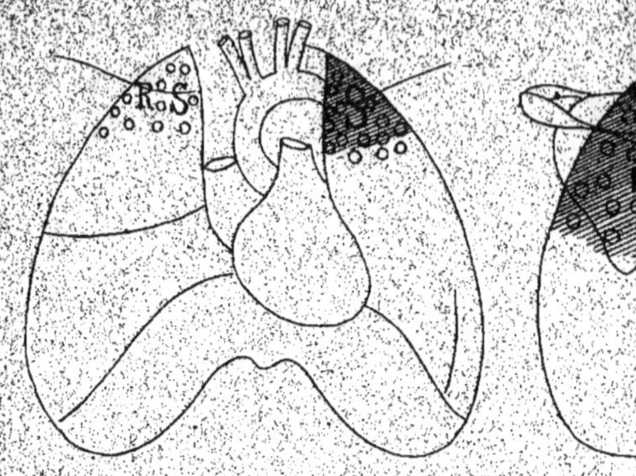
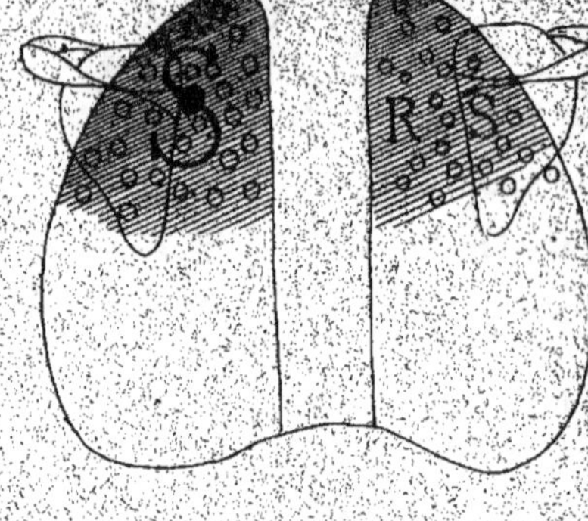

Avant le traitement

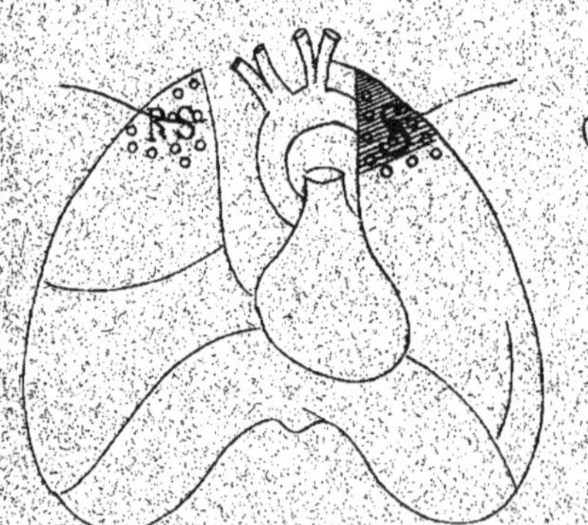
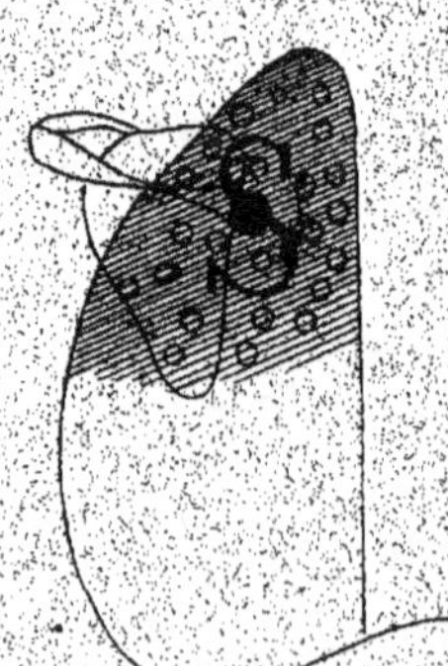
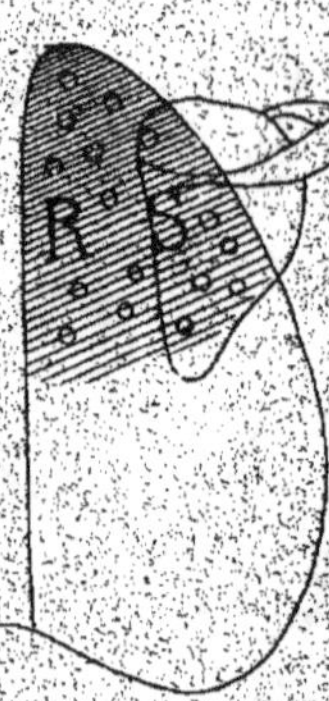

Après le traitement

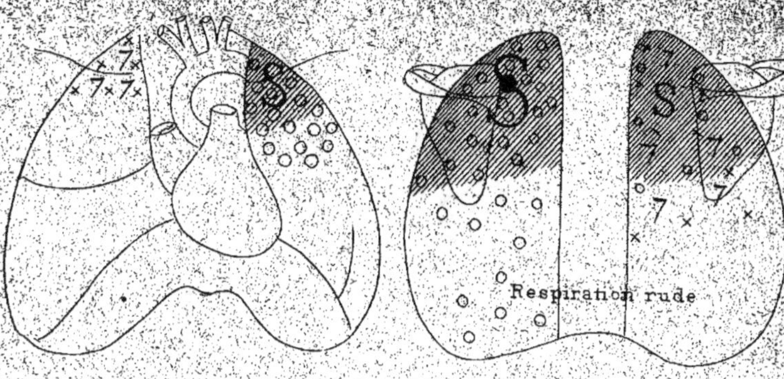

Avant le traitement

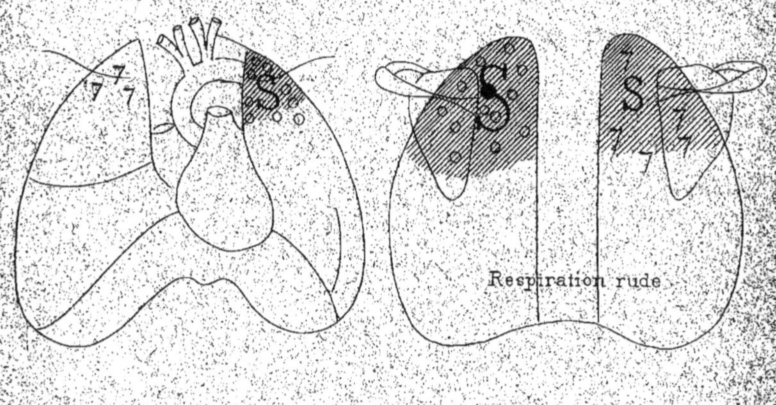

Après le traitement

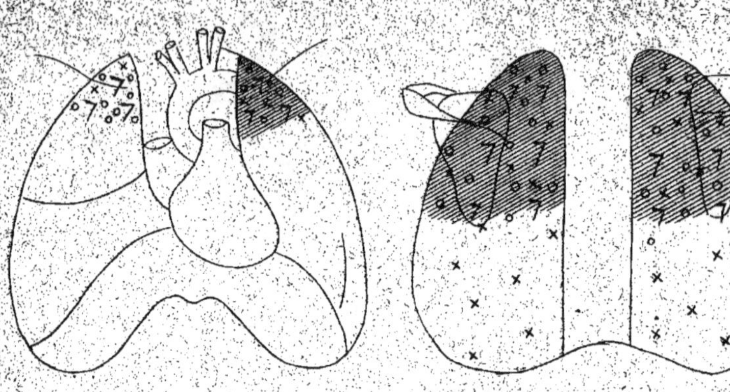

Avant le traitement

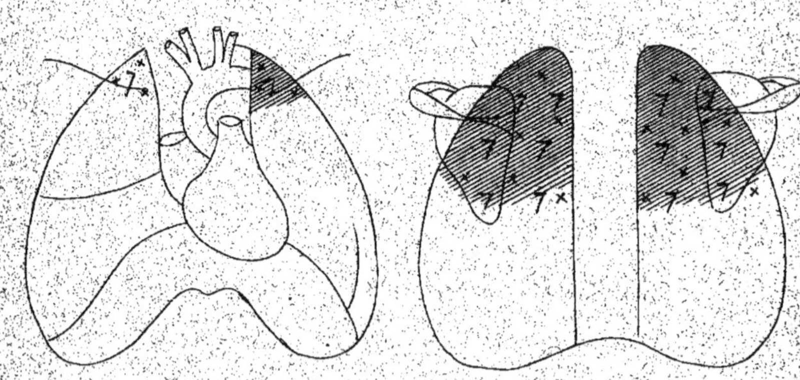

Après le traitement

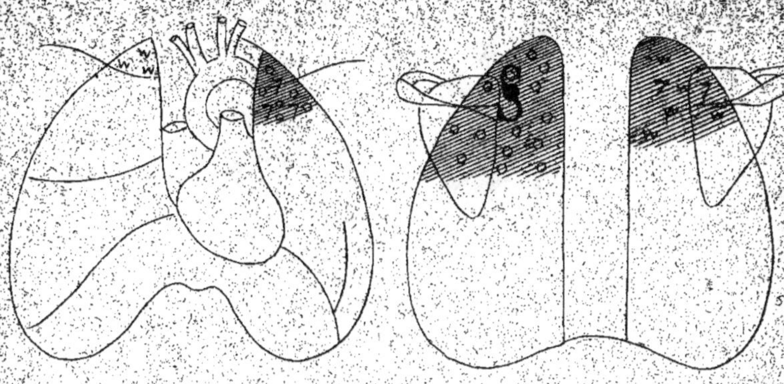

Pendant la grossesse

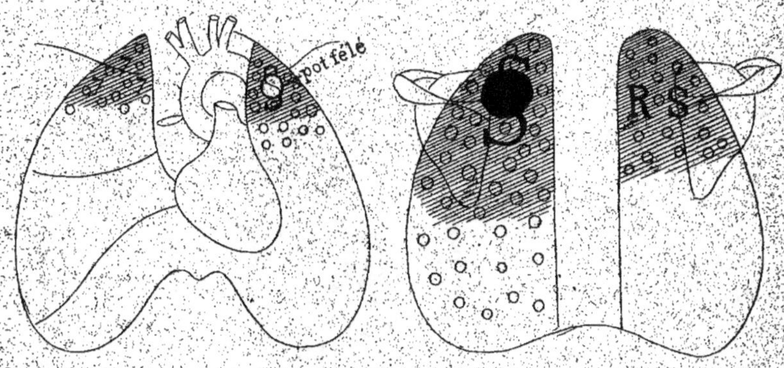

Après l'accouchement

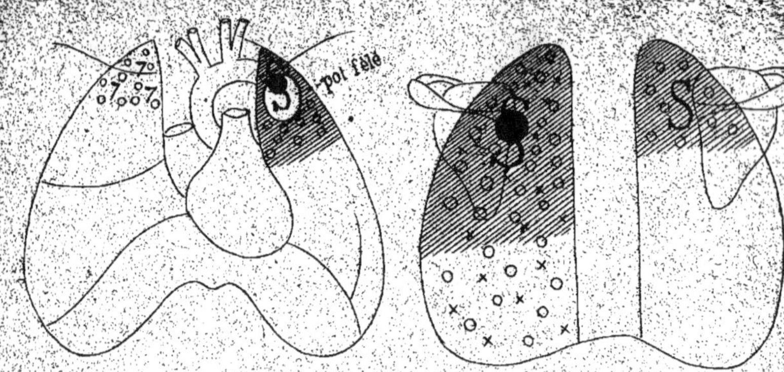

Avant le traitement

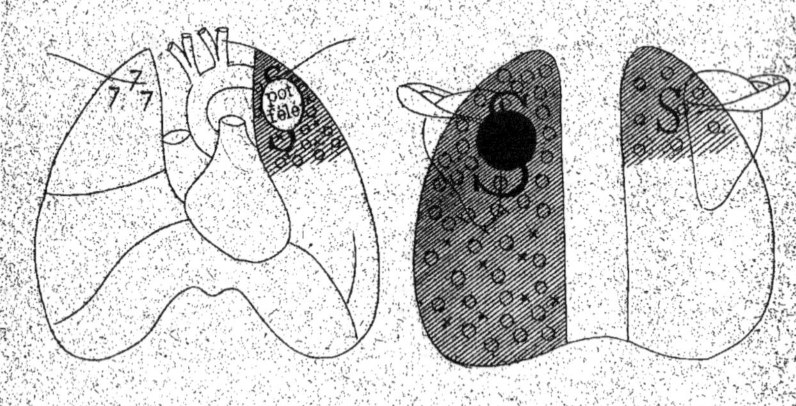

Après le traitement

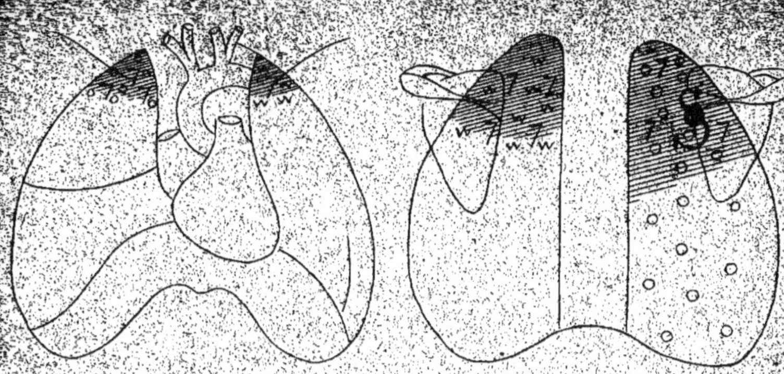

Avant le traitement

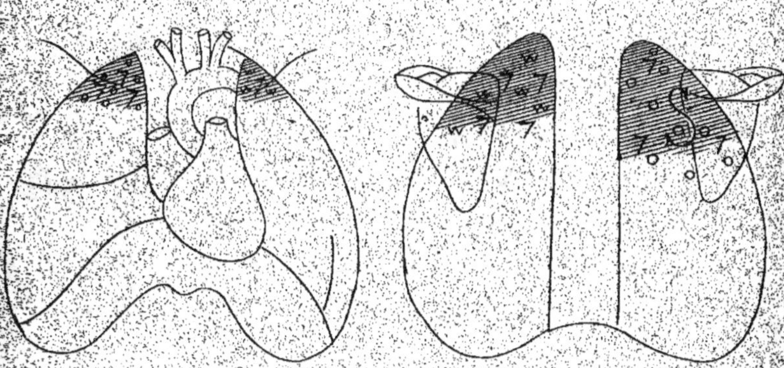

Après le traitement

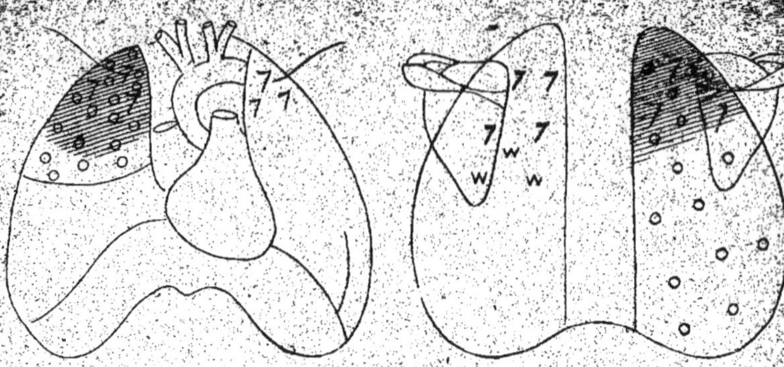

Avant le traitement

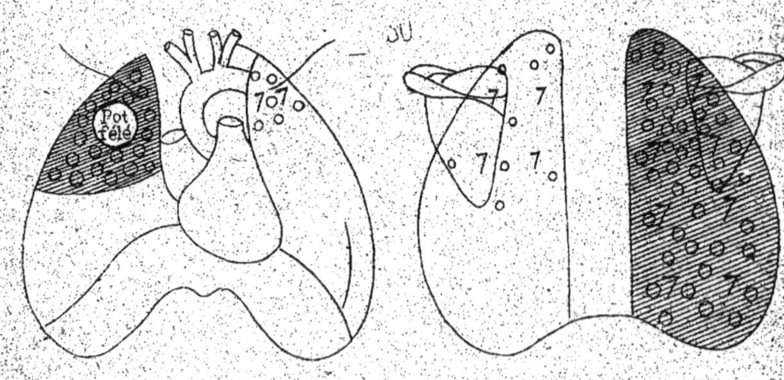

Après le traitement